食管癌（早期和中晚期）大体标本图集

王国清　著

科学出版社

北京

内 容 简 介

本书系作者30余年在食管癌农村高发现场进行内镜筛查、内镜诊断和外科治疗工作中，积攒的部分外科切除的早期和中晚期食管癌大体标本图集。全书共包含早期食管癌463例（其中碘染色79例）、中晚期食管癌502例（其中碘染色19例），共965例食管癌大体标本、1063幅图片。这些图片系作者从几千例病例中精选而出，资料珍贵、内容丰富，病变形态各异，具有很高的学术价值和实用价值。

本书可供从事食管癌相关工作的临床医师、辅助科室医师及研究生参考。

图书在版编目 (CIP) 数据

食管癌（早期和中晚期）大体标本图集/王国清著.—北京：科学出版社，2016.3

ISBN 978-7-03-047385-1

Ⅰ. 食… Ⅱ. 王… Ⅲ. 食管癌 - 病理组织学 - 标本 - 图集 Ⅳ. R735.1-64

中国版本图书馆 CIP 数据核字 (2016) 第 033263 号

责任编辑：沈红芬 / 责任校对：张凤琴
责任印制：肖 兴 / 封面设计：黄华斌

科 学 出 版 社 出版

北京东黄城根北街 16 号
邮政编码：100717
http://www.sciencep.com

北京利丰雅高长城印刷有限公司 印刷
科学出版社发行 各地新华书店经销

*

2016 年 3 月第 一 版　开本：787×1092　1/16
2016 年 3 月第一次印刷　印张：13 3/4
字数：300 000

定价：158.00 元

（如有印装质量问题，我社负责调换）

序　言

　　最近，老友王国清教授要我读一读他新近编写的食管癌手术标本图集，这本图集汇集了他几十年在基层食管癌高发地区手术治疗的资料。当我打开稿件阅读时，惊讶地发现整个书稿整齐地布满了密密麻麻的不同形态、不同分期的食管癌手术切除标本照片。这是他个人长年在食管癌高发地区的一些基层医院开展食管癌手术治疗的辛勤劳动结晶。资料很丰富，有科研教学价值。我也曾读过国内外临床医生编写出版的各类肿瘤专科书籍，也有一些图谱类书籍。但是，细读王教授从几千例病例中挑选的资料，特别是采集的 400 多例早期食管癌标本图片难能可贵，陈列的病变形态各异，其临床教育意义是难以相比的。

　　食管癌在我国的发病率较高。据我国 2011 年资料，在城市及农村发病率分别为 13.46/10 万和 30.19/10 万，分别位居全身肿瘤发病率的第七位和第三位。死亡率分别为 10.67/10 万和 22.12/10 万，且均以广大农村基层的比例为高（中国肿瘤，2015.24:1-10）。食管癌的根治性治疗以外科为主，治疗后 5 年生存率在 35% 左右，尚达不到期望值。

　　1963 年我从协和医院调到中国医学科学院肿瘤医院外科工作时，由于食管癌临床常常跨两个科室——头颈外科和胸外科，所以我们常在一起为诊治肿瘤患者努力，相互学习、争论、商讨如何早期诊断和提高疗效。由于当年科研任务和其他客观原因，王教授在肿瘤医院胸外科工作时间不长，且其后 30 余年一直在食管癌高发区科研现场基层工作（如河南林州市及附近等地，曾经在科研现场主持由美国肿瘤研究所资助的中美合作研究食管癌早诊早治课题）。在长期基层工作中，王教授积累了丰富的食管癌早诊早治经验，近年来又领先开展了食管癌腔内微创手术。这本图集内汇集的食管癌资料正是王教授坚持不懈的科研精神的体现，并且长期坚持收集标本，归类整理。要提高食管癌治疗后的生存率，要进一步提供肿瘤发生、发展的基本资料，要研究肿瘤细胞侵袭过程中形态学特征和模式来提高治疗效果，就需要有王教授这样的精神：长期辛勤地为提供科研资料而积累手术标本，并编写成书，从而推进食管癌科研工作，提高治疗效果。

中国医学科学院肿瘤医院头颈外科

屠规益

2016 年 1 月

前　　言

作者是胸腔肿瘤外科医生，机缘巧合，于20世纪80年代，接触到食管癌早期诊断和早期治疗的研究课题，从此矢志于食管癌高发现场群体筛查和早诊早治的临床科研工作。本书全部资料是笔者30余年在食管癌农村高发现场内镜筛查、内镜诊断和外科治疗的工作中，积攒的部分外科切除的早期和中晚期食管癌大体标本图片，并以此汇集成册，作为食管癌高发区农村临床科研现场的工作记录和纪念。以图集的形式展示，可以使读者从外科医生角度，直观认识与研究手术切除的各期和各种类型的食管癌大体标本；思考食管癌发生发展过程中，在形态学方面的表现方式、发展趋向和危害程度；对食管癌临床诊断和治疗思维有所启迪。

高发现场在食管癌基础和临床研究工作中十分重要。高发现场是食管癌高危人群的聚集地，是诱发食管癌诸多因素的现场，是科研素材的来源地。高发现场蕴藏着丰富的科研资源。有志者应驰骋在这片原野上，付出辛劳，为科研求证，为人民造福。

资料来源和几点说明：

（1）在高发现场开展高危群体食管癌筛查。在1984~2014年，笔者有幸在太行山地区和苏北、川北等农村食管癌高发区，开展国家食管癌攻关课题研究。采取整群抽样方法，对年龄在40~69岁的高危农民群体，进行食管癌筛查。20世纪90年代以前，采用食管拉网细胞学检查法、隐血珠胃液潜血法和中医耳针法等进行初筛检查，查出高危个体，再进行内镜检查。90年代以后，改用直接内镜筛查，同时进行食管黏膜碘染色和指示性（碘染色阳性区）活检的组合筛查技术，集筛查和诊断为一体，一步到位。其间，1994~2009年与美国国家肿瘤研究所(NCI)协作，在河南省林州市食管癌高发现场开展早诊早治课题研究工作。同时，2005~2009年参加了由我国政府专项资金支持的在部分食管癌高发县（市）开展的食管癌内镜筛查和早诊早治工作。总之，在这30年左右时间内共完成初筛21万余人。初筛阳性，接受内镜检查者为69 000人。内镜活检病理诊断为食管癌者共1980例，检出率为2.87%；早期食管癌1471例，占74.3%，其中800例左右接受了外科手术治疗，手术率为54.4%。大部分切除的大体标本图片，收入本图集中(外科治疗远期效果发表在 Ann Thorac Surg, 2004：77.)。在农村食管癌高发区的临床科研工作，绵延30余年，由于科研任务和兴趣所致，坚持采集食管癌手术切除大体标本图片。这项采集工作由笔者和当地医院的同事们协作完成。由于相机和照相技术不同，以及离体标本处理方法不当等原因，致使图片质量各异，甚或差别很大，例如许多早期癌标本因照相前处理不当，血污掩盖病灶的原貌和保存不当造成胶片霉变等，致使此类图片大部分被淘汰。因此，从多年积攒的3000余份图片中（包括早中晚各期标本），选出1000份左右图片，图貌较干净鲜明，病灶形态有特点和有代表性，并集成图册。本图册共包含早期食管癌463例（其中碘染色79例，图1~图80和图408~图485）、中晚期食管癌502例（其中碘染色 19 例，图 692～图 729），共 965 例食管癌大体标本，加上 98 例碘染色图片，共 1063 幅图片。出版图册的另一个目的也是展示早期食管癌大体标本的形态，配以中晚期食管癌大体标本图片，以期展示食管癌从早期至晚期的发展全程大体形态表现。可惜，由于技术原因，使少数标本的早期癌病灶被血红色污迹遮掩，真实癌灶的质感不够鲜明。

全部病例的术前和术后诊断均以病理诊断为"金标准"。术前均经内镜活检，病理诊断为食管癌，否则不予开胸手术。

（2）关于食管癌的早期诊断和早期治疗。 本图册中的早期食管癌诊断标准，以原发灶侵及深度和有无淋巴结转移为准则。①经病理诊断原发灶为原位癌（0 期；过去曾长时间将原位癌作为早期癌行食管切除治疗），黏膜内癌（Ⅰ期）和黏膜下浸润癌者（Ⅰ期）（不计原发灶形态如何）。②无淋巴结转移者。

在 20 世纪 90 年代以前，对微小的早期食管癌病灶，一经发现并经病理确诊，如果患者同意，多行食管癌切除术治疗。本图集中有一些病灶直径小于 1cm 者，皆属此类。但在 20 世纪和 21 世纪交替的二三十内，食管癌的早诊早治在仪器设备和诊断治疗技术方面发生了巨大的变化，尤其是微创外科技术突飞猛进。20 世纪 90 年代以后，"黏膜切除"微创手术技术取代了部分食管切除技术，临床上开始审慎选择早期食管癌治疗方法。特别是癌前病变（如原位癌）和微小的早期黏膜癌灶，不宜贸然开胸。应根据内镜检查、碘染色情况和活检病理结果以及技术和设备条件等，慎重考虑，选择最佳治疗方法。毋庸讳言，早年外科治疗癌前病变和早期微小黏膜癌灶，有"过度治疗"之嫌。本图集也暗示早期癌治疗在年代和观念上的变迁。此外，笔者早年的经历，现在的外科医生应引以为鉴。

（3）有关碘染色的一些问题。碘染色是利用碘遇到糖原起化学变化（变成黑褐色）的作用，应用于医学诊断。正常的鳞状上皮细胞内含有大量糖原（如食管黏膜鳞状上皮、口腔黏膜鳞状上皮和宫颈鳞状上皮等），当碘液涂抹到鳞状上皮黏膜时，正常的鳞状上皮变成黑褐色，但癌和癌前病变的黏膜上皮不变色，而呈碘的本色即黄色。原因是癌变的细胞内糖原被癌细胞耗尽之故。碘染色，使碘遇到正常鳞状上皮染成黑褐色（碘染色阴性）和遇到异常鳞状上皮（如癌变）不变色（呈黄色，谓碘染色阳性）两种颜色对比，泾渭分明，极易识别。这种原理和方法，无论用于体内组织（内镜下）、离体标本或甲醛溶液浸泡过的标本，均可发生这种作用。碘染色可使尚无形态改变或视觉不易发现的已癌变的黏膜上皮病灶清晰显露，如重度不典型增生和原位癌等癌前病变（参看图 67 和图 68）。碘染色可显示病灶范围、大小、边界和癌变的程度。碘染色不但可以发现新病灶，而且常常可观察到染色后比染色前的病灶范围增大现象，这是因为病灶周围黏膜的癌前病变，染色后"现形"所致。

大体标本周边显露的食管肌肉和标本下方胃黏膜（如果食管切除时包括部分胃黏膜）的腺上皮细胞不含糖原。有时碘染色时覆盖了这些组织，但它们不变色，呈现碘的本色（黄色），与染色后病灶的表现雷同。宜注意识别，避免误认其为病灶。

（4）食管黏膜皱襞的状态在肿瘤发生和诊断上的意义。 当食管收缩时，舒展的黏膜同时皱缩成 6~8 条纵行的黏膜皱襞，聚拢相挨，中央为食物通道。 在高发现场对高危人群的食管黏膜长期进行内镜观察研究发现，食管癌最初起源于黏膜皱襞的脊背上，并逐渐发展浸润至邻近黏膜组织。所以，内镜下或观察切除的食管大体标本，常常发现食管癌初期始发病灶位于黏膜皱襞上。因此，研究早期食管癌宜关注食管黏膜皱襞的结构和状态的异常变化，如肿胀、变形、扭曲、断裂、聚拢、紊乱、融合和糜烂等现象，常常是癌灶萌发的先兆或始发状态。这是作者在食管癌高发现场工作30多年，对食管癌高危人群的食管黏膜状态，动态内镜观察研究的结果。特别是当发现黏膜皱襞上有轻微颜色异常（如红区）时，则应跟踪并定期内镜随诊，观察其发展及演变的过程、趋向和结局（中华肿瘤杂志，2010：3）。这就是作者在高发现场，长期内镜动态观察研究食管癌发生发展的"切入点"和侧重点。这种情况在切除的食管癌大体标本上，通过仔细观察病灶与黏膜皱襞的关系得到了证实。基于此理，本图集在描述黏膜病变时，通常着墨于黏膜皱襞的状态和变化。

（5）关于食管癌外科切除大体标本的分型。食管癌大体分型国际上尚无统一的方案。日本采用数字符号式分型，并广为选用。本图集仍沿用我国常用的形态分型法，优点是直观、形象和实用。早期食管癌大体标本分为隐伏型、糜烂型、斑块型和结节型。其中糜烂型和斑块型最常见。其次是结节型，包括结节状、乳头状，以及大小不等、形状各异的息肉样肿物。至于隐伏型病灶，是指食管癌大体标本上，视觉观察食管黏膜无明显形态改变，而病理组织切片上发现癌组织者。20世纪70~80年代，内镜检查尚未普及，术前诊断以食管拉网细胞学诊断为准，即拉网涂片发现癌细胞即可确诊，继而手术。术后大体标本上，未发现食管黏膜有明显形态改变，病理诊断为原位癌，即所谓隐伏型(如图67和图68)。后来，内镜检查普及，发现早期癌（浅表黏膜癌）病灶在食管黏膜上均有程度不同的形态改变。至于内镜下观察食管黏膜无明显异常、碘染色阳性者，多为癌前病变（重度不典型增生或原位癌等）。鉴于微创治疗技术的出现，对这类病灶，临床上不再首选食管切除手术，因此隐伏型标本目前很少见到。大体分型中，是否继续沿用隐伏型仍需商榷。根据笔者在高发现场工作多年的体会，建议早期食管癌大体分型可分为黏膜粗糙型、糜烂型、斑块型、结节型和混合型等五型。基本覆盖早期食管癌大体标本上的病灶类型。

中晚期食管癌外科切除大体标本分型，仍沿用髓质型、蕈伞型、溃疡型、缩窄型和息肉型等五个类型。但其中部分病例肿瘤形态不典型，不易归类。

食管癌病灶的发展或生长方式，从形态变化方面观察研究，受到三种因素影响，即生物学特性、食管管腔的环境和宿主反应。食管癌的生长速度和分化程度主要同生物学特性有关，但狭窄修长的食管管腔环境和宿主反应程度则约束、规范和疏导肿瘤的生长方式和生长过程，并塑造其形态。其形态是发展的，而非一成不变。随着时间的推移，肿瘤在演变，形态也与时俱变。某一类型，只代表其发展过程的一个时间段（如手术切除时段的形态），而非食管癌自然生长的终极形态。从本图集中1000多例各型瘤体形貌，可窥见各种因素影响的影子。从外科医生视角观察，中晚期食管癌大体标本有几个基本"形态元素"，即肿块（包括各种形态的肿块、结节和息肉等）、溃疡、缩窄和浸润等。各类型肿瘤大多由几种"形态元素"组合而成。因此，大体分型有一定的局限性。而且，相当一部分大体标本无法分型，或可称为混合型、过渡型和分类困难型等。食管癌大体分型的临床意义，特别是各型与肿瘤的恶性程度和预后生存情况有无关系，尚宜继续观察研究，认真总结。

最后，我诚恳地向帮助我完成本图集的朋友表示感谢。您的鼓励和帮助，使我有信心完成这本图集的编写。林州市食管癌医院外科焦广根主任和宋金祥主任等医生多年来帮助提供新鲜外科标本，供及时照相，积累科研资料；病理科郝艳增主任和王俊芬、岳江英、郭江山等医生鼎力相助，采集并保存标本图片；尹凤梅医生提出许多宝贵建议；乔友林、魏文强、姜勇、郝长青和李新庆等医生对本图集的出版给予热情鼓励。对他们的帮助和鼓励，在此一并表示衷心的感谢。

中国医学科学院肿瘤医院

王国清

2016 年 1 月

目　　录

第一部分
早期食管癌大体标本图片
（图1～图542）

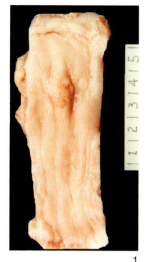 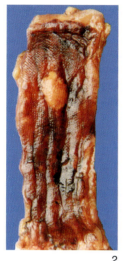 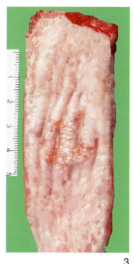 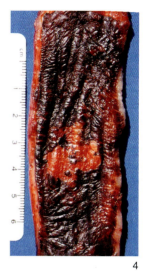

1 2 3 4

　　图1　食管中段中分化黏膜内癌。大小1.5cm×0.6cm，位于黏膜皱襞背上的糜烂型病灶。肿物侵至黏膜固有层，淋巴结转移癌0/8，Ⅰ期。

　　图2　图1的碘液染色后图像。发生在黏膜皱襞背上的病灶，清晰可辨。

　　图3　食管中段中分化黏膜下浸润癌。大小2.4cm×1.8cm，边界清楚的糜烂型病灶，肿瘤侵至黏膜下层，淋巴结转移癌0/12，Ⅰ期。

　　图4　图3的碘染色后图像。正常鳞状上皮黏膜被染成黑褐色。病灶区不着色，呈边界清楚的黄色区（黄色即碘的本色）。碘染色的原理参阅前言（3）。

　　图5　食管中段鳞状上皮原位癌。大小1.6cm×1.3cm，黏膜糜烂型病灶，累及食管黏膜上皮层，淋巴结转移癌0/7，0期。

　　图6　图5的碘染后图像。

　　图7　食管中段中分化早期鳞癌。在一段黏膜皱襞紊乱不规则的基础上，两个糜烂型病灶分别为1.8cm×0.5cm和0.7cm×0.8cm大小，病变侵至黏膜下层，淋巴结转移癌0/15，Ⅰ期。

　　图8　图7的碘染后图像。

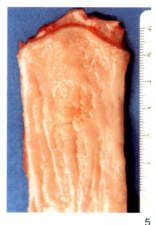 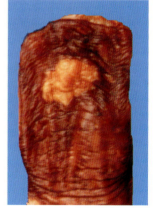

5 6

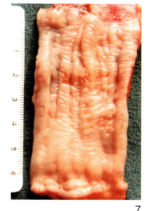 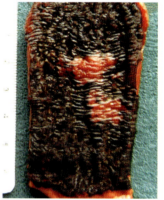

7 8

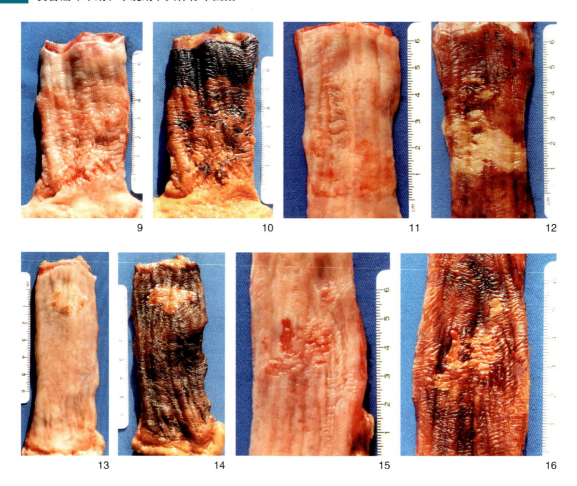

图 9　食管下段中分化早期鳞癌。6.0cm×4.5cm糜烂型病灶，侵至黏膜下层，淋巴结转移癌 0/18，Ⅰ期。

图 10　图 9 的碘染后图像。

图 11　食管中段中分化早期鳞癌。4.3cm×3.3cm大片黏膜糜烂病灶，肿瘤侵至黏膜下层，淋巴结转移癌 0/20，Ⅰ期。

图 12　图 11 的碘染后图像。

图 13　食管中上段中分化黏膜内癌。1.5cm×2.2cm黏膜糜烂灶，肿瘤侵至黏膜固有层，淋巴结转移癌 0/15，Ⅰ期。

图 14　图 13 的碘染后图像。

图 15　食管中段低分化黏膜下浸润癌。2.2cm×2.0cm黏膜糜烂灶，有1个卫星灶，肿瘤侵至黏膜下层，淋巴结转移癌 0/20，Ⅰ期。

图 16　图 15 的碘染后图像。

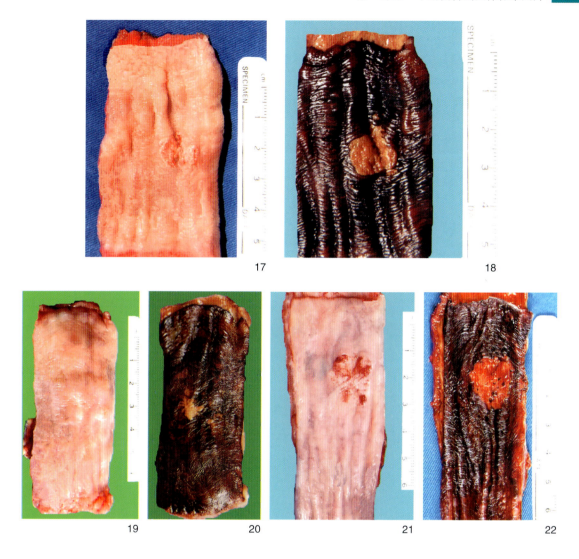

図17　食管中下段中分化黏膜下浸润癌。1.0cm×1.0cm 黏膜糜烂灶，侵至黏膜下层，淋巴结转移癌 0/18，Ⅰ 期。

図18　图 17 的碘染后图像。

図19　食管中段中分化黏膜内癌。1.1cm×0.5cm 斑块型黏膜病灶，侵至黏膜固有层，淋巴结转移癌 0/14，Ⅰ 期。

図20　图 19 的碘染后图像。

図21　食管中段中分化早期鳞癌。2.0cm×1.3cm 黏膜糜烂灶，侵至黏膜下层，淋巴结转移癌 0/11，Ⅰ 期。

図22　图 21 的碘染后图像。

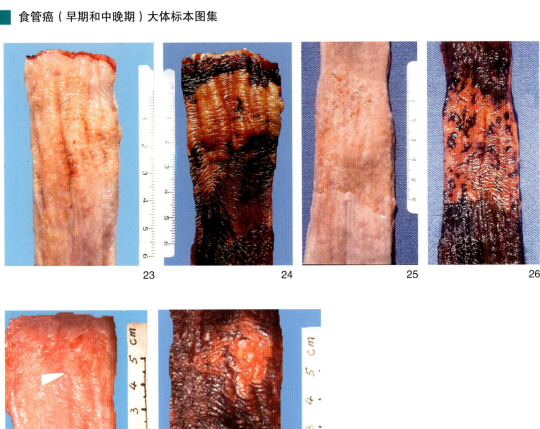

23 24 25 26

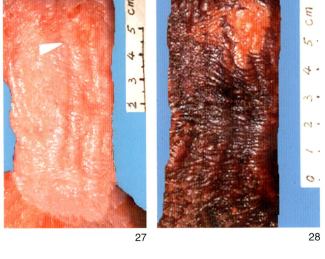

27 28

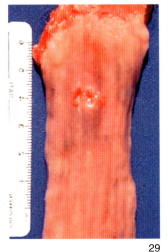 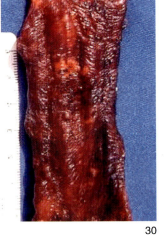

29 30

图23　食管中段中分化早期鳞癌。3.5cm×2.8cm大片黏膜糜烂灶，肿瘤侵至黏膜下层，淋巴结转移癌0/20，Ⅰ期。

图24　图23的碘染后图像。

图25　食管中段中分化早期鳞癌大片界清稍凹陷的6.0cm×3.5cm黏膜糜烂灶，肿瘤侵至黏膜下层，淋巴结转移癌0/19，Ⅰ期。

图26　图25的碘染后图像。

图27　食管中段高分化黏膜内癌。1.8cm×2.4cm黏膜糜烂灶，肿瘤侵至黏膜固有层，淋巴结转移癌0/10，Ⅰ期。

图28　图27的碘染后图像。

图29　食管中段高分化早期鳞癌0.8cm×0.8cm黏膜糜烂灶，侵至黏膜下层，淋巴结转移癌0/10，Ⅰ期。

图30　图29的碘染色后图像。

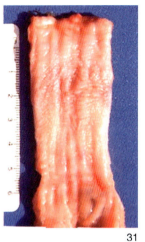 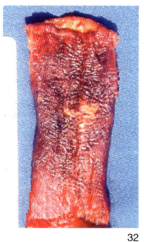 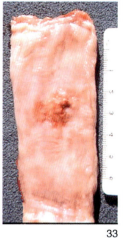 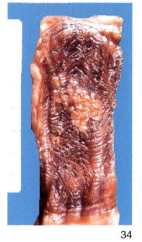

31　　　　　　　　32　　　　　　　　33　　　　　　　　34

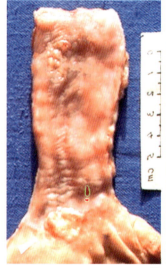 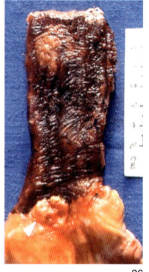

35　　　　　　　　36

图31　食管中段中分化黏膜内癌。1.2cm×1.2cm 范围黏膜斑块型肿物，侵至黏膜固有层，淋巴结转移癌 0/8，Ⅰ期。

图32　图31的碘染色后图像。

图33　食管中段中分化早期鳞癌。1.6cm×1.8cm 黏膜糜烂灶，侵至黏膜下层，淋巴结转移癌 0/18，Ⅰ期。

图34　图33的碘染色后图像。

图35　食管下端中分化早期鳞癌。1.6cm×1.3cm 交界线处斑块型肿物，并从此向上蔓延 10cm 长的壁内转移灶。肿物侵至黏膜下层，淋巴结转移癌 0/19，Ⅰ期

图36　图35的碘染色后图像。

图37　食管中段中分化早期鳞癌0.5cm×0.5cm 黏膜糜烂灶，肿瘤侵至固有层，淋巴结转移癌 0/14，Ⅰ期。

图38　图37的碘染色后的图像。

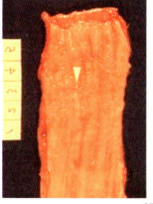 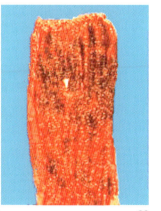

37　　　　　　　　38

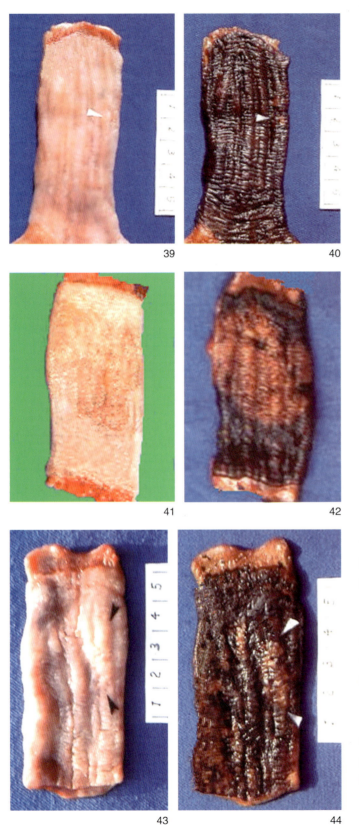

39

40

41

42

43

44

图39　食管中段鳞状上皮原位癌。0.4cm×0.4cm微小黏膜糜烂灶，累及黏膜上皮层，淋巴结转移癌0/6，0期。

图40　图39的碘染色后图像。

图41　食管中段中分化早期鳞癌。5.0cm×3.5cm黏膜糜烂灶，侵至黏膜固有层，淋巴结转移癌0/18，Ⅰ期。

图42　图41的碘染色后图像。

图43　食管中段中分化早期鳞癌。2.5cm×1.5cm黏膜斑块型病灶，侵至黏膜下层，淋巴结转移癌0/15，Ⅰ期。

图44　图43的碘染色后图像。

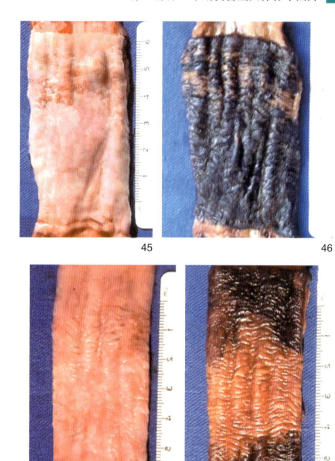

45

46

47

48

图45　食管中段中分化早期鳞癌。1.6cm×3.0cm黏膜糜烂型病灶，侵至黏膜下层，淋巴结转移癌0/15，Ⅰ期。

图46　图45的碘染色后图像。

图47　食管中段中分化早期鳞癌。大片红色糜烂灶5.0cm×3.0cm，肿瘤侵至黏膜下层，淋巴结转移癌0/18，Ⅰ期。

图48　图47的碘染色图像。

图49　食管中段中分化早期鳞癌。1.8cm×1.2cm圆形黏膜糜烂灶，侵至黏膜下层，淋巴结转移癌0/12，Ⅰ期。

图50　图49的碘染色图像。

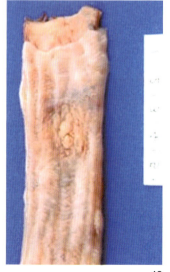

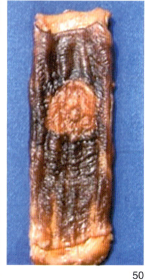

49

50

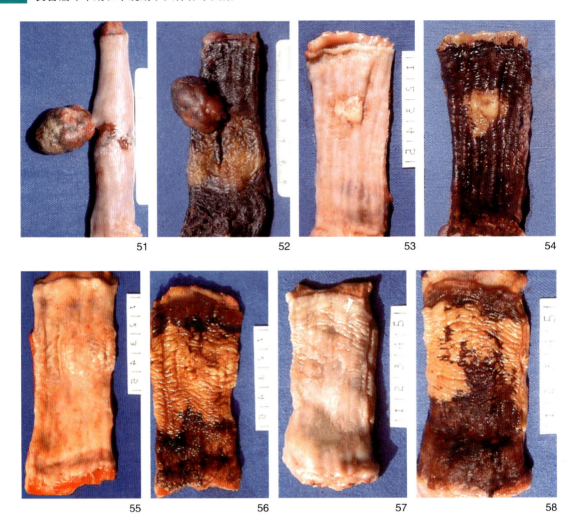

图 51　食管中段癌肉瘤。食管大体标本外翻但未剪开。息肉状肿物 3.0cm×2.5cm，肿瘤部分区域有黑色素瘤样改变，侵至黏膜下层，淋巴结转移癌 0/19，Ⅰ期。

图 52　图 51 的碘染色后图像（大体标本被剪开后，染色图像）。

图 53　食管中段中分化早期鳞癌。1.3cm×1.2cm 的黏膜斑块型病灶，侵至黏膜下层，淋巴结转移癌 0/12，Ⅰ期。

图 54　图 53 的碘染色后图像。

图 55　食管中段中分化早期鳞癌。3.0cm×3.8cm 黏膜斑块型病灶，侵至黏膜下层，淋巴结转移癌 0/13，Ⅰ期。

图 56　图 55 的碘染色后图像。

图 57　食管中段高分化早期鳞癌。3.5cm×3.2cm 斑块型病灶，肿瘤侵至黏膜下层，淋巴结转移癌 0/18，Ⅰ期。

图 58　图 57 的碘染色后图像。

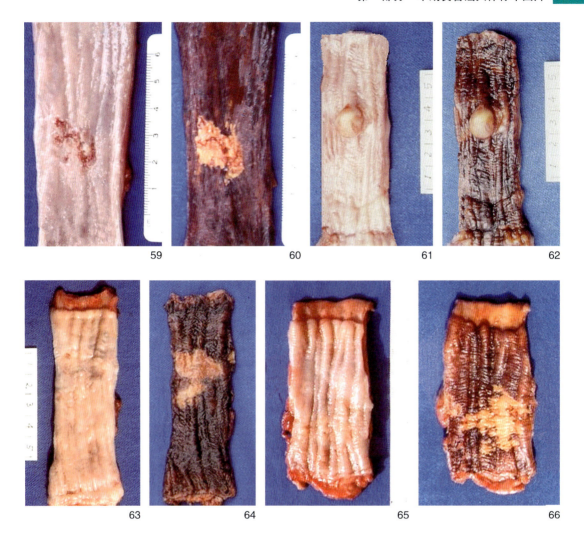

图59　食管中段高分化早期鳞癌。1.7cm×2.3cm黏膜糜烂灶，侵至黏膜下层，淋巴结转移癌0/11，Ⅰ期。

图60　图59的碘染色后图像。

图61　食管中段高分化结节型早期鳞癌。病灶1.4cm×1.2cm，侵至黏膜下层，淋巴结转移癌0/8，Ⅰ期。

图62　图61的碘染后图像。

图63　食管中段高分化早期鳞癌。3.0cm×2.3cm黏膜糜烂型病灶，侵至黏膜下层，淋巴结转移癌0/17，Ⅰ期。

图64　图63的碘染色后图像。

图65　食管下段中分化早期鳞癌。2.8cm×3.0cm黏膜斑块型病灶，侵至黏膜固有层，淋巴结转移癌0/12，Ⅰ期。

图66　图65的碘染色后图像。

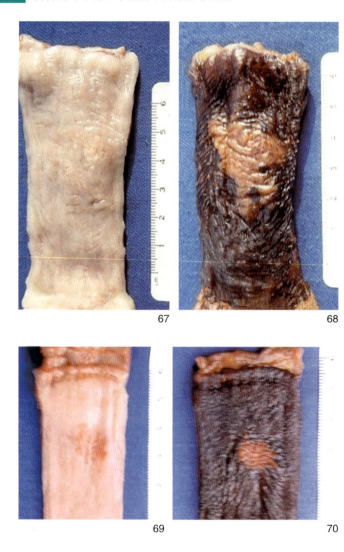

67

68

69

70

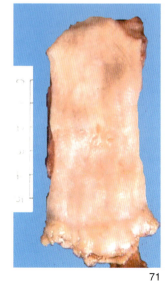

71

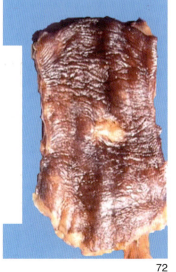

72

图67 食管中段原位癌。标本中区可见2.5cm×1.7cm一片黏膜颜色偏深区病灶，累及食管黏膜上皮层，淋巴结转移癌0/5，0期。

图68 图67的碘染后图像。

图69 食管中段中分化早期鳞癌。1.3cm×1.1cm黏膜糜烂灶，侵至黏膜固有层，淋巴结转移癌0/9，Ⅰ期。

图70 图69的碘染色后图像。

图71 食管中段中分化早期鳞癌。1.0cm×1.0cm黏膜糜烂型病灶，侵至黏膜下层，淋巴结转移癌0/14，Ⅰ期。

图72 图71的碘染色后图像。

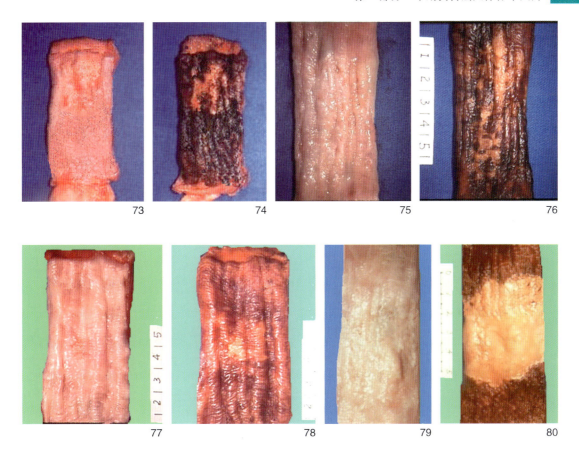

73　　　　　　　　74　　　　　　　　75　　　　　　　　76

77　　　　　　　　78　　　　　　　　79　　　　　　　　80

图73　食管中段中分化早期鳞癌。3.0cm×3.0cm 斑块型黏膜病灶，侵至黏膜下层，淋巴结转移癌 0/18，Ⅰ期。

图74　图73的碘染色后图像。

图75　食管中段中分化早期鳞癌。4.5cm×2.5cm黏膜皱襞粗大、融合和糜烂样病灶，侵至黏膜固有层，淋巴结转移癌 0/8，Ⅰ期。

图76　图75的碘染色后图像。

图77　食管下段中分化早期鳞癌。1.0cm×1.0cm 黏膜糜烂灶，侵至黏膜固有层，淋巴结转移癌 0/8，Ⅰ期。

图78　图77的碘染色后图像。

图79　食管中段中分化早期鳞癌。5.0cm×3.5cm 边界不清楚的斑块型病灶，侵至黏膜下层，淋巴结转移癌 0/7，Ⅰ期。

图80　图79的碘染色后图像。

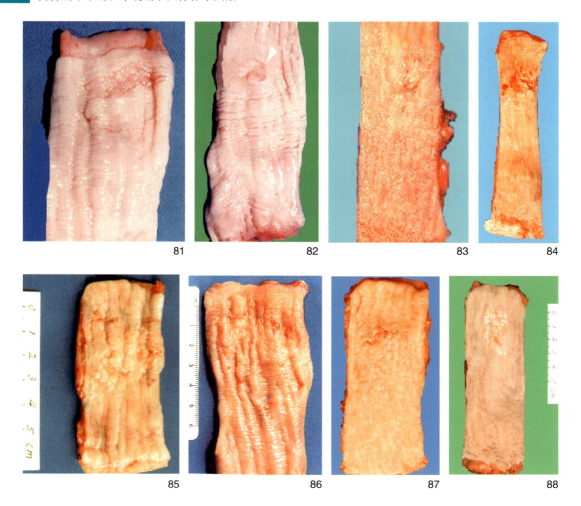

81　　82　　83　　84

85　　86　　87　　88

图81　食管中段中分化早期鳞癌。2.5cm×1.0cm黏膜糜烂灶，侵至黏膜固有层，淋巴结转移癌0/7，Ⅰ期。

图82　食管中段鳞状上皮原位癌。1.0cm×1.2cm黏膜糜烂灶，侵及黏膜上皮层，淋巴结转移癌0/8，0期。

图83　食管中段中分化早期鳞癌。1.0cm×0.5cm黏膜斑块型病灶，侵至黏膜固有层，淋巴结转移癌0/6，Ⅰ期。

图84　食管中上段中分化早期鳞癌。3.0cm×2.0cm黏膜糜烂型病灶，侵至黏膜下层，淋巴结转移癌0/15，Ⅰ期。

图85　食管中段中分化早期鳞癌。2.8cm×3.0cm各条黏膜皱襞肿胀、隆起呈斑块状病灶，侵至黏膜下层，淋巴结转移癌0/18，Ⅰ期。

图86　食管中段中分化早期鳞癌。4.5cm×3.5cm大片黏膜糜烂灶，侵至黏膜下层，淋巴结转移癌0/20，Ⅰ期。

图87　食管中段高分化早期鳞癌。1.0cm×1.7cm糜烂型黏膜病灶，侵至黏膜固有层，淋巴结转移癌0/8，Ⅰ期。

图88　食管中段中分化早期鳞癌。2.5cm×1.5cm黏膜斑块型病灶，侵至黏膜下层，淋巴结转移癌0/15，Ⅰ期。

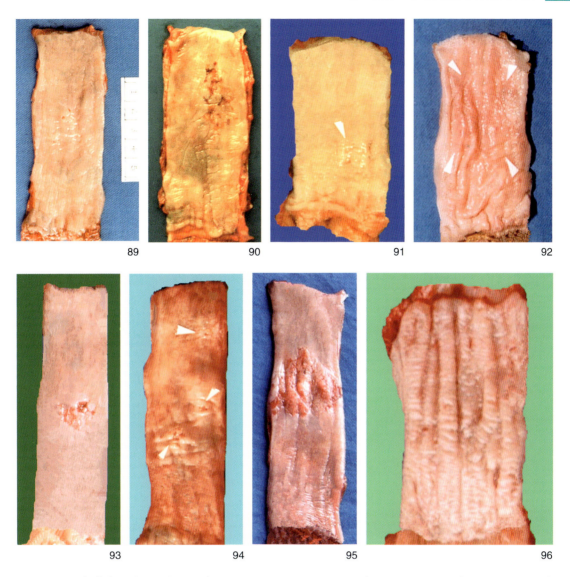

图 89　食管中段鳞状上皮原位癌。1.0cm×0.6cm黏膜斑块型病灶，累及黏膜上皮层，淋巴结转移癌 0/10，0 期。

图 90　食管中段低分化早期鳞癌。3.0cm×1.5cm黏膜糜烂灶，侵至黏膜下层，淋巴结转移癌 0/29，Ⅰ期。

图 91　食管下段鳞状上皮原位癌。1.0cm×1.0cm黏膜斑块型病灶，累及黏膜上皮层，淋巴结转移癌 0/8，0 期。

图 92　食管下段鳞状上皮原位癌。5.0cm×3.0cm黏膜皱襞结构紊乱、融合和肿胀糜烂状态，病变累及黏膜上皮层，淋巴结转移癌 0/12，0 期。

图 93　食管中段中分化早期鳞癌。1.5cm×1.5cm黏膜糜烂型病灶，侵至黏膜下层，淋巴结转移癌 0/10，Ⅰ期。

图 94　食管中下段早期鳞癌。直径 0.5cm的三块黏膜糜烂灶，侵至固有层，淋巴结转移癌 0/12，Ⅰ期。

图 95　食管中段中分化早期鳞癌。3.0cm×3.0cm黏膜糜烂灶，侵至黏膜下层，淋巴结转移癌 0/22，Ⅰ期。

图 96　食管中下段鳞状上皮原位癌。标本上下两片黏膜皱襞肿胀、结构紊乱、融合和多处小片糜烂灶，累及黏膜上皮层，淋巴结转移癌 0/8，0 期。

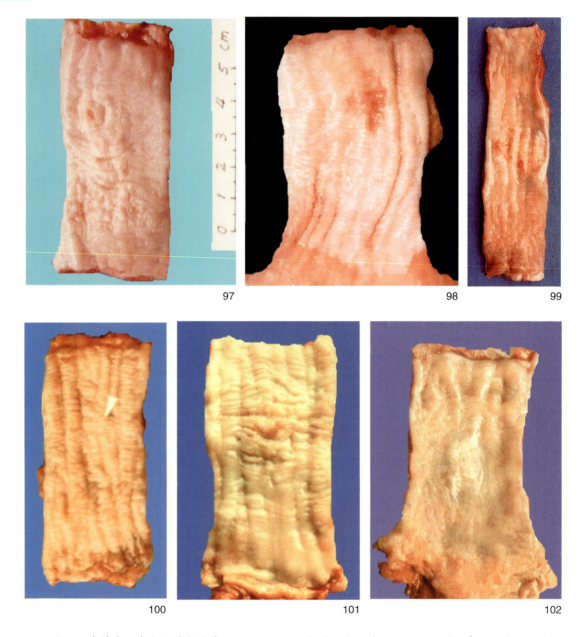

97

98

99

100

101

102

图 97　食管中段中分化早期鳞癌。3.5cm×2.5cm 黏膜斑块型病灶，侵至黏膜固有层，淋巴结转移癌 0/15，Ⅰ期。

图 98　食管下段中分化早期鳞癌。2.5cm×1.0cm 黏膜糜烂灶，侵至黏膜固有层，淋巴结转移癌 0/12，Ⅰ期。

图 99　食管中下段中分化早期鳞癌。2.5cm×2.0cm 黏膜斑块型病灶，侵至黏膜下层，淋巴结转移癌 0/9，Ⅰ期。

图 100　食管中段鳞状上皮原位癌。1.0cm×1.2cm 局部黏膜皱襞肿胀、融合和糜烂等改变，病变累及黏膜上皮层，淋巴结转移癌 0/6，0 期。

图 101　食管中段中分化早期鳞癌。2.5cm×2.5cm，黏膜皱襞肿胀、融合、糜烂，形成斑块型病灶，侵至黏膜固有层，淋巴结转移癌 0/18，Ⅰ期。

图 102　食管中下段中分化早期鳞癌。1.8cm×1.2cm 黏膜斑块型病灶，侵至黏膜下层，淋巴结转移癌 0/9，Ⅰ期。

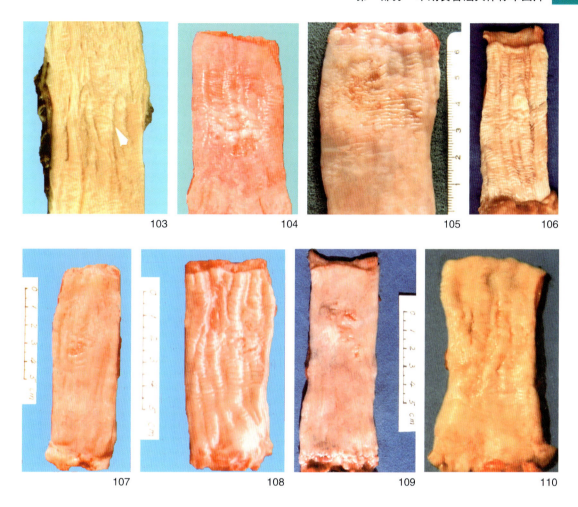

103 104 105 106

107 108 109 110

图103 食管中段中分化早期鳞癌。2.0cm×2.2cm黏膜斑块型肿物，侵及黏膜固有层，淋巴结转移癌0/12，Ⅰ期。

图104 食管中段中分化早期鳞癌。2.0cm×2.0cm白色斑块周围有散在轻度黏膜糜烂灶，病变侵至黏膜下层，淋巴结转移癌0/17，Ⅰ期。

图105 食管中段中分化早期鳞癌。2.7cm×3.1cm黏膜糜烂型病灶，侵至黏膜下层，淋巴结转移癌0/15，Ⅰ期。

图106 食管中段中分化早期鳞癌。一条黏膜皱襞肿大变形呈2.5cm×1.0cm斑块型病灶，侵至黏膜固有层，淋巴结转移癌0/12，Ⅰ期。

图107 食管中段中分化黏膜内癌。1.0cm×1.0cm黏膜糜烂型病灶，侵至黏膜固有层，淋巴结转移癌0/9，Ⅰ期。

图108 食管中下段中分化早期鳞癌。4.5cm×3.5cm一片边界不太清晰的黏膜皱襞结构紊乱、肿胀、断裂、融合和糜烂型的病变，侵至黏膜肌层，淋巴结转移癌0/18，Ⅰ期。

图109 食管中段中分化早期鳞癌。2.5cm×1.5cm黏膜糜烂型病灶，侵至黏膜下层，淋巴结转移癌0/15，Ⅰ期。

图110 食管中段中分化早期鳞癌。4.0cm×3.5cm一段黏膜皱襞结构紊乱、扭曲、融合和糜烂型病灶，侵至黏膜下层，淋巴结转移癌0/14，Ⅰ期。

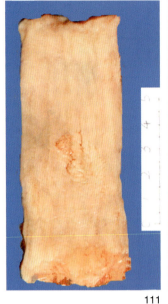
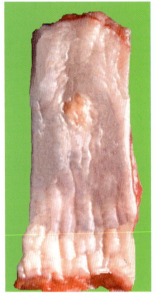

111   112

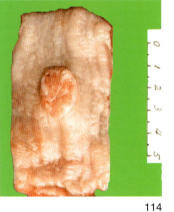

113   114

图111　食管中段中分化黏膜内癌。2.2cm×1.2cm黏膜糜烂型病灶，侵至黏膜固有层，淋巴结转移癌0/9，Ⅰ期。

图112　食管中段中分化早期鳞癌。1.8cm×1.0cm黏膜糜烂型病灶，侵至黏膜肌层，淋巴结转移癌0/8，Ⅰ期。

图113　食管中段中分化早期鳞癌。2.2cm×1.2cm息肉型病灶，侵至黏膜下层，淋巴结转移癌0/12，Ⅰ期。

图114　食管中段高分化早期鳞癌。2.2cm×1.5cm息肉型病灶，侵至黏膜下层，淋巴结转移癌0/14，Ⅰ期。

图115　食管下段中分化早期鳞癌。4.0cm×1.5cm一段黏膜斑块型肿物，侵至黏膜固有层，淋巴结转移癌0/21，Ⅰ期。

图116　食管中段中分化早期鳞癌。1.0cm×1.0cm黏膜糜烂灶，侵至黏膜固有层，淋巴结转移癌0/7，Ⅰ期。

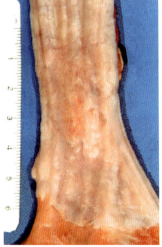
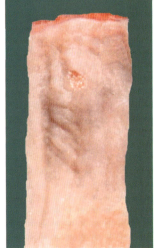

115   116

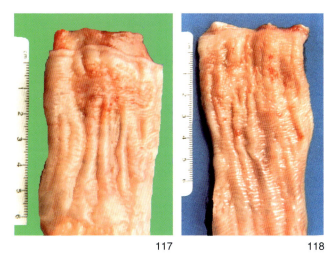

117　　　　　　　　118

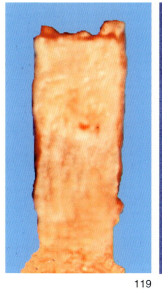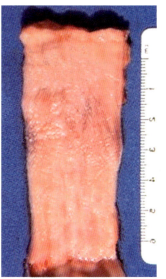

119　　　　　　　　120

图117　食管中段中分化早期鳞癌。2.2cm×2.8cm 一片边界清楚的黏膜糜烂病灶，侵至黏膜下层，淋巴结转移癌0/18，Ⅰ期。

图118　食管中段中分化黏膜下浸润癌。4.2cm×4.8cm 大片黏膜糜烂灶，侵至黏膜下层，淋巴结转移癌0/12，Ⅰ期。

图119　食管中段高分化早期鳞癌。1.2cm×1.2cm 黏膜糜烂型病灶，侵至黏膜固有层，淋巴结转移癌0/10，Ⅰ期。

图120　食管中下段早期鳞癌。标本上一段 2.2cm×2.8cm 累及全周斑块样黏膜病变，侵至黏膜固有层，淋巴结转移癌0/8，Ⅰ期。

图121　食管中段黏膜内癌。2.0cm×1.0cm 黏膜斑块型病灶，侵至黏膜固有层，淋巴结转移癌0/9，Ⅰ期。

图122　食管中段鳞状上皮原位癌。3.0cm×2.8cm 黏膜皱襞结构紊乱、中断和多处点状糜烂灶，累及黏膜上皮层，淋巴结转移癌0/12，0 期。

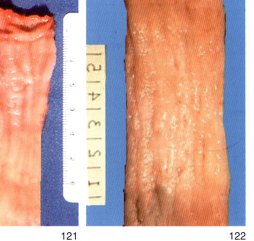

121　　　　　　　　122

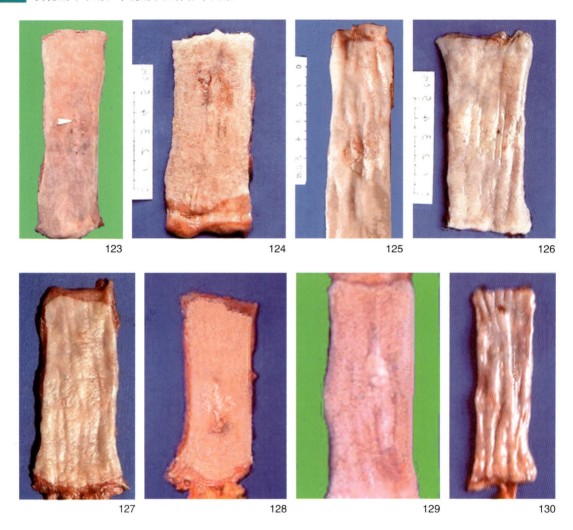

123　　　　　　　　124　　　　　　　　125　　　　　　　　126

127　　　　　　　　128　　　　　　　　129　　　　　　　　130

　　图123　食管中段鳞状上皮原位癌。2.0cm×0.4cm微白色长条斑块状伴点状糜烂灶，病变累及黏膜上皮层，淋巴结转移癌0/6，0期。

　　图124　食管中段早期鳞癌。2.0cm×1.0cm黏膜糜烂型病灶，侵至黏膜固有层，淋巴结转移癌0/12，Ⅰ期。

　　图125　食管中段中分化早期鳞癌。2.3cm×1.1cm黏膜糜烂型病灶，侵至黏膜下层，淋巴结转移癌0/16，Ⅰ期。

　　图126　食管中段中分化早期鳞癌。2.0cm×2.8cm黏膜斑块型病灶，侵至黏膜固有层，淋巴结转移癌0/10，Ⅰ期。

　　图127　食管中下段鳞状上皮原位癌。标本上部1.2cm×0.8cm斑块型病灶伴糜烂，其下部广泛黏膜粗糙，皱襞不规则（病理：重度不典型增生）。病变侵及黏膜上皮层，淋巴结转移癌0/6，0期。

　　图128　食管下段中分化早期鳞癌。2.5cm×1.5cm黏膜糜烂灶，侵至黏膜肌层，淋巴结转移癌0/15，Ⅰ期。

　　图129　食管下段鳞状上皮原位癌。4.0cm×1.0cm一条黏膜皱襞肿胀、变形呈斑块状病灶，累及黏膜上皮层，淋巴结转移癌0/5，0期。

　　图130　食管中下段鳞状上皮原位癌。标本上端一0.7cm×0.4cm糜烂灶，中下部黏膜皱襞结构紊乱、肿胀、增粗和散在糜烂灶（病理：重度不典型增生和局灶原位癌）。病变累及黏膜上皮层，淋巴结转移癌0/6，0期。

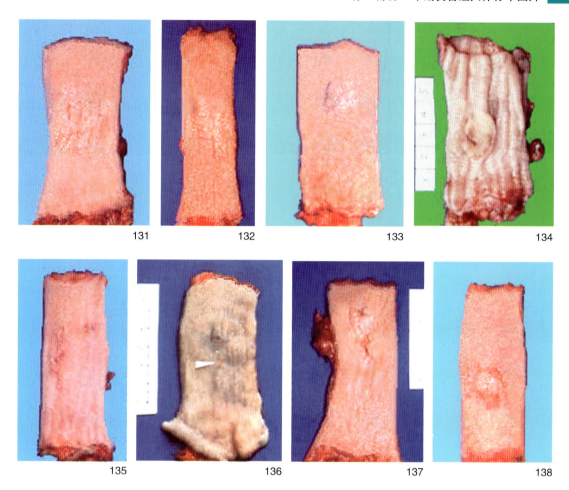

图 131　食管下段中分化早期鳞癌。4.0cm×3.5cm 黏膜斑块型病灶，侵至黏膜固有层，淋巴结转移癌 0/15，Ⅰ期。

图 132　食管中下段中分化早期鳞癌。3.5cm×3.0cm 黏膜斑块型病灶，侵至黏膜固有层，淋巴结转移癌 0/15，Ⅰ期。

图 133　食管中段中分化早期鳞癌。2.0cm×1.8cm 黏膜斑块型病灶，侵至黏膜固有层，淋巴结转移癌 0/12，Ⅰ期。

图 134　食管下段中分化黏膜下浸润癌。2.3cm×1.3cm 黏膜乳头状肿物，侵至黏膜下层，淋巴结转移癌 0/15，Ⅰ期。

图 135　食管中下段早期鳞癌。3.0cm×0.8cm 黏膜糜烂型病灶，侵至黏膜固有层，淋巴结转移癌 0/8，Ⅰ期。

图 136　食管中段鳞状上皮原位癌。标本中部 3.0cm×3.0cm 黏膜不规则、凹凸不平和多点糜烂灶，病变累及黏膜上皮层，淋巴结转移癌 0/10，0 期。

图 137　食管中段中分化早期鳞癌。3.0cm×1.2cm 黏膜斑块型伴小糜烂灶，侵至黏膜下层，淋巴结转移癌 0/20，Ⅰ期。

图 138　食管下段高分化早期鳞癌。1.5cm×1.5cm 黏膜斑块型病灶，侵至黏膜下层，淋巴结转移癌 0/12，Ⅰ期。

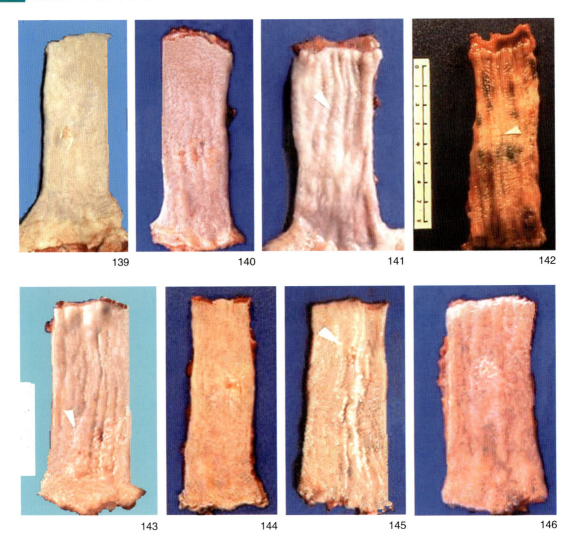

图139　食管下段高分化黏膜内癌。0.5cm×0.5cm黏膜糜烂灶，侵至黏膜固有层，淋巴结转移癌0/8，Ⅰ期。

图140　食管下段中分化早期鳞癌。2.5cm×3.2cm黏膜斑块型病灶，侵至黏膜下层，淋巴结转移癌0/12，Ⅰ期。

图141　食管中段鳞状上皮原位癌。标本中部一条4.0cm×5.5cm肿胀的黏膜皱襞，脊背上有小糜烂灶，下方呈白色隆起斑块，病变累及黏膜上皮层，淋巴结转移癌0/6，0期。

图142　食管中段早期鳞癌。1.0cm×1.0cm黏膜斑块型病灶，侵及黏膜固有层，淋巴结转移癌0/8，Ⅰ期。

图143　食管下段中分化早期鳞癌。3.0cm×2.8cm黏膜糜烂型病灶，侵至黏膜下层，淋巴结转移癌0/13，Ⅰ期。

图144　食管中段中分化早期鳞癌。1.8cm×1.4cm黏膜斑块型病灶，侵至黏膜下层，淋巴结转移癌0/15，Ⅰ期。

图145　食管中下段鳞状上皮原位癌。一条长7.0cm粗大、变形和扭曲的黏膜皱襞，上端有糜烂灶，病变累及黏膜上皮层，淋巴结转移癌0/15，0期。

图146　食管中段中分化黏膜内癌。1.0cm×1.0cm黏膜斑块型病灶，侵至黏膜固有层，淋巴结转移癌0/10，Ⅰ期。

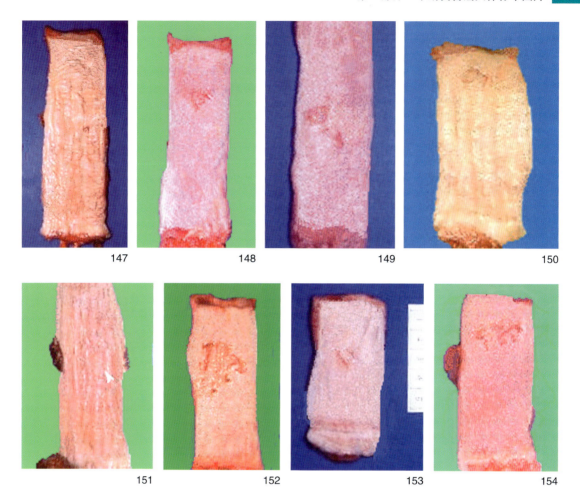

147　　　　　　　148　　　　　　　149　　　　　　　150

151　　　　　　　152　　　　　　　153　　　　　　　154

　　图147　食管中下段鳞状上皮原位癌。大片黏膜似蟾蜍表皮，凹凸不平，无结构。病理切片示：各型不典型增生和原位癌间在。病变累及黏膜上皮层，淋巴结转移癌0/9，0期。

　　图148　食管中段早期鳞癌。0.8cm×1.0cm黏膜糜烂型病灶，病变侵至黏膜固有层，淋巴结转移癌0/7，Ⅰ期。

　　图149　食管下段中分化早期鳞癌。1.0cm×1.0cm黏膜糜烂型病灶，侵至黏膜固有层，淋巴结转移癌0/12，Ⅰ期。

　　图150　食管中段早期鳞癌。标本上端1.5cm×1.0cm稍凹陷的糜烂灶，以下大片黏膜皱襞粗大（不典型增生），病变侵及黏膜固有层，淋巴结转移癌0/12，Ⅰ期。

　　图151　食管中段鳞状上皮原位癌。箭头示1.0cm×0.5cm黏膜轻度糜烂灶，累及黏膜上皮层的原位癌病变，淋巴结转移癌0/5，0期。

　　图152　食管中段中分化早期鳞癌。3.0cm×3.0cm黏膜糜烂型病灶，侵至黏膜下层，淋巴结转移癌0/20，Ⅰ期。

　　图153　食管中段中分化早期鳞癌。0.8cm×0.8cm凹陷状黏膜糜烂灶，侵至黏膜固有层，淋巴结转移癌0/11，Ⅰ期。

　　图154　食管中段中分化早期鳞癌。1.5cm×3.0cm黏膜糜烂型病灶，侵至黏膜下层，淋巴结转移癌0/21，Ⅰ期。

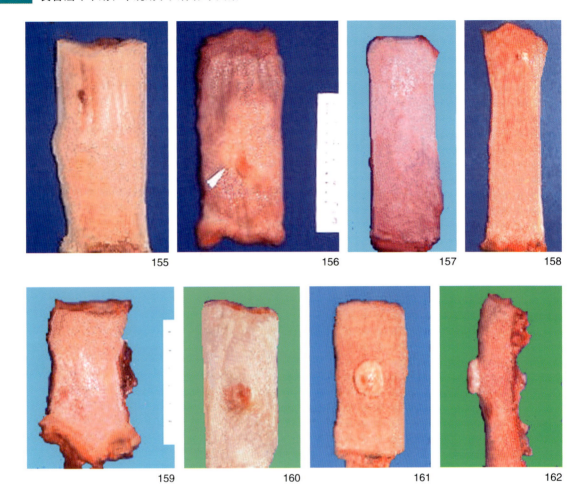

图 155　食管中段高分化早期鳞癌。2.0cm×1.5cm 黏膜斑块型病灶，侵至黏膜固有层，淋巴结转移癌 0/8，Ⅰ期。

图 156　食管下段中分化早期鳞癌。4.5cm×2.3cm 一片稍隆起斑块型肿物，侵至黏膜下层，淋巴结转移癌 0/25，Ⅰ期。

图 157　食管中上段中分化早期鳞癌。1.5cm×1.2cm 黏膜斑块型病灶，侵至黏膜下层，淋巴结转移癌 0/13，Ⅰ期。

图 158　食管上段鳞状上皮原位癌。0.5cm×0.5cm 微小黏膜结节型病灶，累及黏膜上皮层，淋巴结转移癌 0/6，0 期。

图 159　食管下段中分化早期鳞癌。3.5cm×2.5cm 黏膜斑块型病灶，病变侵至黏膜下层，淋巴结转移癌 0/20，Ⅰ期。

图 160　食管下段中分化黏膜内癌。1.8cm×1.8cm 黏膜红色糜烂灶，病变累及黏膜固有层，淋巴结转移癌 0/10，Ⅰ期。

图 161　食管下段中分化早期鳞癌。1.5cm×1.8cm 黏膜息肉型肿物，侵至黏膜下层，淋巴结转移癌 0/15，Ⅰ期。

图 162　161 号标本的侧位像。

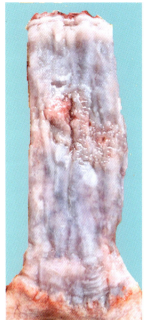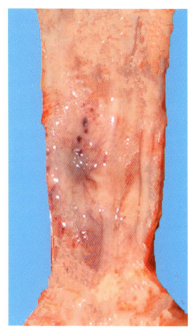

207　　　　　　　　　　　　　　208

图 207　食管中段中分化早期鳞癌。3.0cm×2.5cm 黏膜糜烂型病灶，侵至黏膜下层，淋巴结转移癌 0/30，Ⅰ期。

图 208　食管下段鳞状上皮原位癌。标本下部 5.5cm×4.0cm 黏膜肿胀、中央区稍凹陷状暗红色病灶，累及黏膜上皮层，淋巴结转移癌 0/12，0 期。

图 209　食管中下段三处病灶。上段食管一处 1.0cm×0.3cm 糜烂灶为黏膜内癌，下方两处黏膜皱襞变形肿胀为重度不典型增生/原位癌。淋巴结转移癌 0/15，Ⅰ期。

图 210　食管中段中分化早期鳞癌。2.0cm×2.0cm 黏膜斑块型肿物，侵至黏膜下层，淋巴结转移癌 0/14，Ⅰ期。

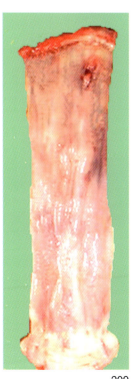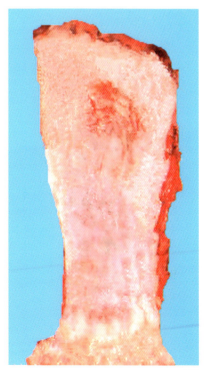

209　　　　　　　　　　　　　　210

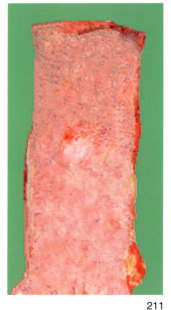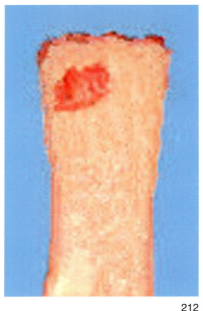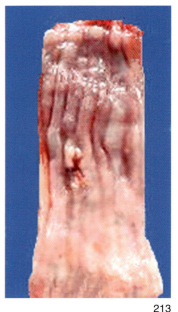

211

212

213

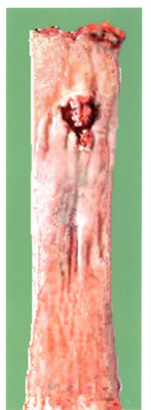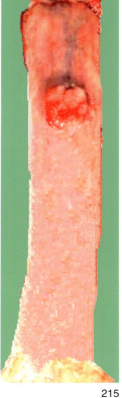

214

215

图211　食管中段高分化黏膜内癌。1.5cm×1.0cm黏膜斑块型病灶，侵至黏膜固有层，淋巴结转移癌0/33，Ⅰ期。

图212　食管中段高分化早期鳞癌。1.5cm×1.5cm黏膜糜烂型病灶，侵至黏膜下层，淋巴结转移癌0/47，Ⅰ期。

图213　食管中段中分化早期鳞癌。1.5cm×0.5cm位于黏膜皱襞背上的糜烂型病灶，侵及黏膜下层，淋巴结转移癌0/12，Ⅰ期。

图214　食管上段癌肉瘤。1.5cm×1.2cm黏膜糜烂型病灶，侵至黏膜下层，淋巴结转移癌0/12，Ⅰ期。

图215　食管中上段中分化早期鳞癌。1.5cm×1.3cm黏膜隆起状斑块型病灶，侵至黏膜下层，淋巴结转移癌0/45，Ⅰ期。

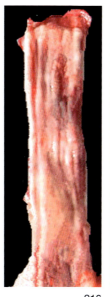

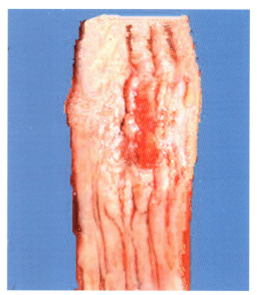

216 　　　　　　　　　　　　　　　　　　 217

图 216　食管上中段中分化早期鳞癌。标本上方 1.5cm×1.0cm 黏膜糜烂型病灶，侵至黏膜肌层，其下方黏膜异常处为中重度不典型增生。淋巴结转移癌 0/16，Ⅰ期。

图 217　食管中段中分化早期鳞癌。5.0cm×3.0cm 黏膜糜烂型肿物，病灶位于两条黏膜皱襞背上，侵至黏膜下层，淋巴结转移癌 0/15，Ⅰ期。

图 218　食管中段中分化早期鳞癌。1.5cm×1.0cm 黏膜息肉型病灶，侵至黏膜下层，淋巴结转移癌 0/25，Ⅰ期。

图 219　食管中下段中分化早期鳞癌。2.0cm×2.0cm 黏膜糜烂病灶，侵至黏膜下层，淋巴结转移癌 0/26，Ⅰ期。

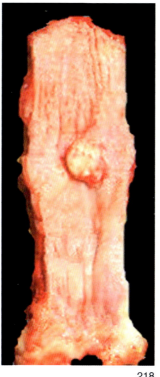

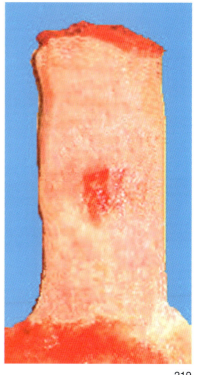

218 　　　　　　　　　　　　　　　　　　 219

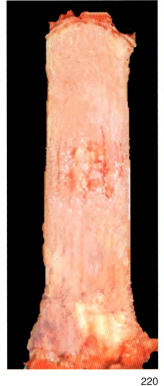

220

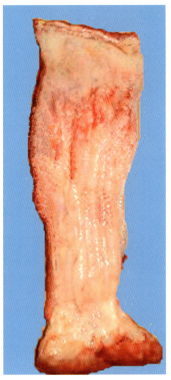

221

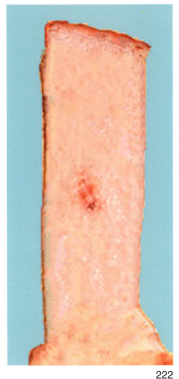

222

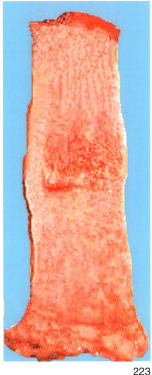

223

图220　食管中段中分化早期鳞癌。2.5cm×2.0cm黏膜糜烂型病灶，侵至黏膜下层，淋巴结转移癌0/17，Ⅰ期。

图221　食管中段中分化早期鳞癌。3.2cm×3.5cm黏膜斑块状病灶，侵及黏膜固有层，淋巴结转移癌0/20，Ⅰ期。

图222　食管下段中分化早期鳞癌。1.5cm×1.0cm黏膜糜烂型病灶，侵至黏膜固有层，淋巴结转移癌0/26，Ⅰ期。

图223　食管中段中分化早期鳞癌。2.5cm×2.5cm黏膜糜烂型病灶，侵至黏膜肌层，淋巴结转移癌0/18，Ⅰ期。

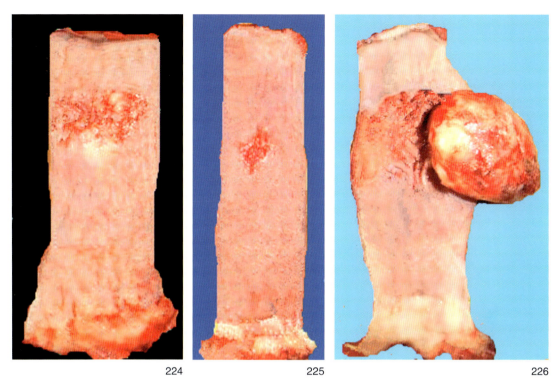

224　　　　　　　　　225　　　　　　　　　　　　　226

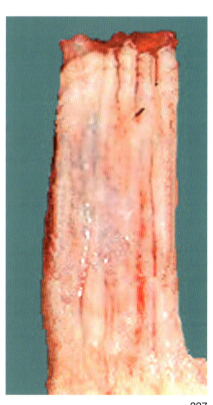

图 224　食管中段中分化早期鳞癌。2.5cm×2.0cm 黏膜糜烂型病灶，侵及黏膜下层，淋巴结转移癌 0/19，Ⅰ期。

图 225　食管中段中分化早期鳞癌。1.5cm×1.0cm 黏膜糜烂型病变，侵至黏膜下层，淋巴结转移癌 0/28，Ⅰ期。

图 226　食管中段癌肉瘤。4.0cm×4.0cm 息肉型肿物，侵至黏膜肌层，淋巴结转移癌 0/49，Ⅰ期。

图 227　食管中段鳞状上皮原位癌。4.0cm×1.5cm 一条黏膜皱襞断裂消失，轻度糜烂型病变，累及黏膜上皮层，淋巴结转移癌 0/9，0 期。

227

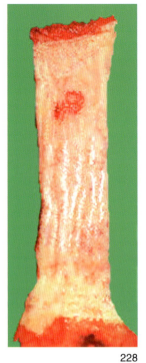
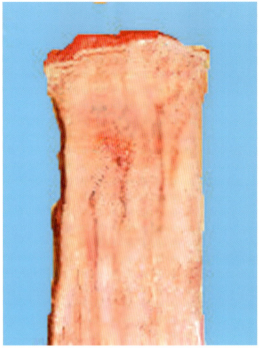
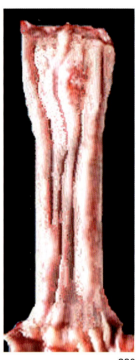

228   229   230

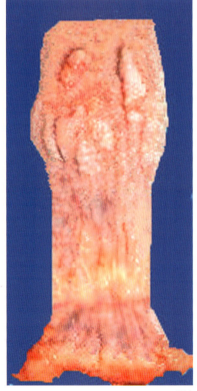

  图228 食管中段高分化早期鳞癌。1.5cm×0.7cm黏膜糜烂型病灶，侵至黏膜下层，淋巴结转移癌0/29，Ⅰ期。

  图229 食管中段中分化早期鳞癌。1.0cm×0.8cm黏膜糜烂型病灶，侵至黏膜下层，淋巴结转移癌0/23，Ⅰ期。

  图230 食管上中段中分化早期鳞癌。1.5cm×0.8cm黏膜糜烂型病灶，侵至黏膜下层，淋巴结转移癌0/14，Ⅰ期。

  图231 食管中段低分化早期鳞癌。4.0cm×4.5cm多个黏膜斑块状病灶，侵及黏膜下层，淋巴结转移癌0/18，Ⅰ期。

231

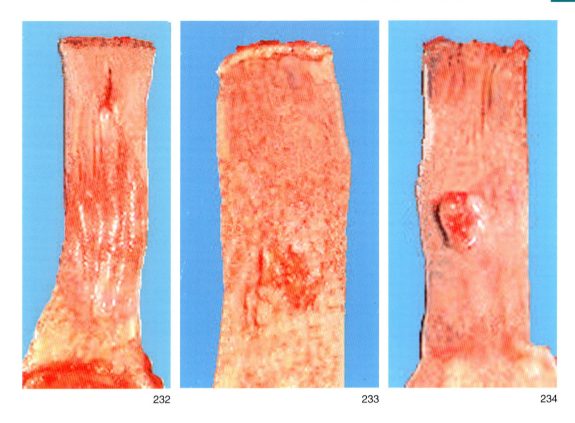

232　　　　　　　　　　　233　　　　　　　　　　　234

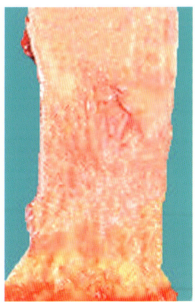

图232　食管上段中分化早期鳞癌。标本上部2.0cm×1.0cm
黏膜糜烂型病灶，侵至黏膜下层，淋巴结转移癌0/22，Ⅰ期。

图233　食管下段中分化早期鳞癌。2.5cm×2.0cm黏膜糜
烂型病灶，侵及黏膜下层，淋巴结转移癌0/19，Ⅰ期。

图234　食管下段中分化早期鳞癌。1.7cm×1.0cm黏膜结
节型肿物，侵至黏膜固有层，淋巴结转移癌0/14，Ⅰ期。

图235　食管下段中分化早期鳞癌。1.5cm×1.0cm黏膜凹
陷状糜烂型病灶，侵及黏膜下层，淋巴结转移癌0/28，Ⅰ期。

235

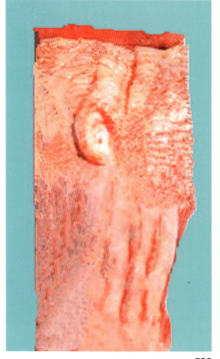

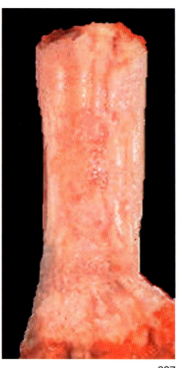

236

237

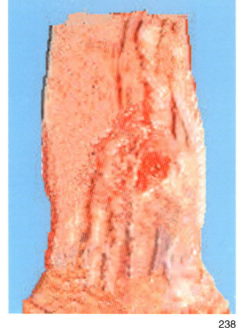

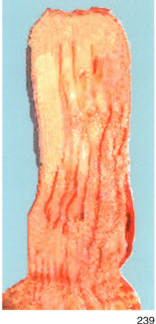

238

239

图236 食管中段中分化早期鳞癌。1.5cm×1.0cm黏膜结节型病灶，侵至黏膜下层，淋巴结转移癌0/20，Ⅰ期。

图237 食管中下段中分化早期鳞癌。3.8cm×2.0cm边界清楚的红色糜烂病灶，侵及黏膜固有层，淋巴结转移癌0/18，Ⅰ期。

图238 食管下段低分化早期鳞癌。2.0cm×1.5cm黏膜糜烂型病灶，侵至黏膜下层，淋巴结转移癌0/20，Ⅰ期。

图239 食管中段中分化早期鳞癌。2.5cm×1.5cm黏膜皱襞紊乱、融合和糜烂型病灶，侵及黏膜下层，淋巴结转移癌0/23，Ⅰ期。

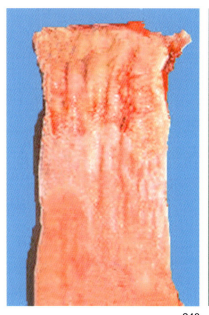
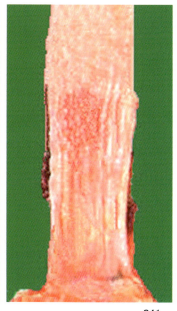
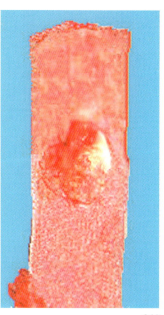

240　　　　　　　　241　　　　　　　　242

图240　食管中段中分化早期鳞癌。2.0cm×4.0cm一片边界较清楚的红色糜烂灶，侵及黏膜固有层，淋巴结转移癌0/21，Ⅰ期。

图241　食管中段高分化早期鳞癌。2.0cm×1.5cm黏膜红色糜烂型病灶，侵至黏膜肌层，淋巴结转移癌0/11，Ⅰ期。

图242　食管中段高分化早期鳞癌。3.0cm×2.5cm黏膜息肉样肿物，侵至黏膜下层，淋巴结转移癌0/20，Ⅰ期。

图243　食管下段中分化早期鳞癌。一条1.5cm×1.5cm黏膜皱襞的局部肿胀隆起有灶状糜烂，侵及黏膜固有层，淋巴结转移癌0/26，Ⅰ期。

图244　食管中段高分化早期鳞癌。2.5cm×1.5cm黏膜斑块状病灶，侵及黏膜固有层，淋巴结转移癌0/25，Ⅰ期。

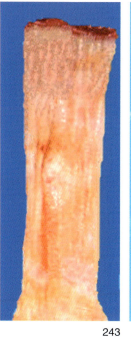
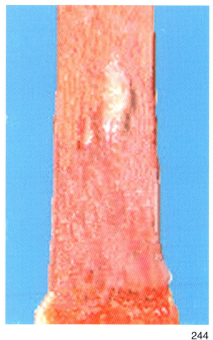

243　　　　　　　　244

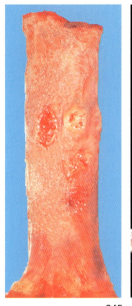

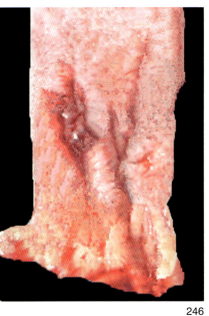

245

246

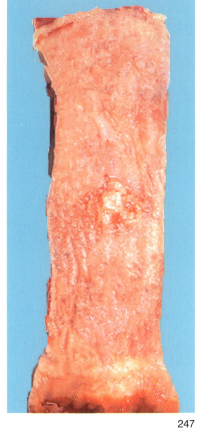

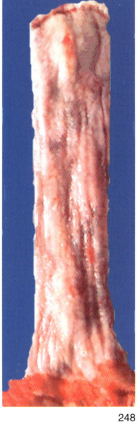

247

248

图245　食管中下段低分化早期鳞癌。1.5cm×1.5cm等4个斑块或糜烂型病灶（多点起源），侵至黏膜下层，淋巴结转移癌0/43，Ⅰ期。

图246　食管下段中分化早期鳞癌。2.0cm×1.2cm和0.5cm×0.5cm两处黏膜糜烂型（多源），侵至黏膜下层，淋巴结转移癌0/39，Ⅰ期。

图247　食管中段中分化早期鳞癌。1.5cm×1.0cm黏膜斑块型病灶，侵及黏膜下层，淋巴结转移癌0/32，Ⅰ期。

图248　食管上段腺鳞癌。标本上端2.0cm×1.0cm黏膜糜烂型病灶，侵至黏膜下层，淋巴结转移癌0//30，Ⅰ期。标本全长多处为中重度不典增生和原位癌。

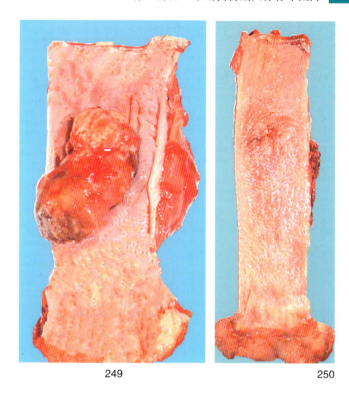

249　　　　　　　　　　　　　250

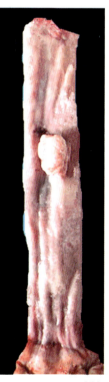

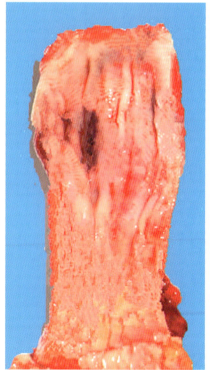

图249　食管中段鳞癌伴神经内分泌肿瘤。5.0cm×2.5cm黏膜息肉型肿瘤，侵至黏膜下层，淋巴结转移癌0/35，Ⅰ期。

图250　食管中段中分化早期鳞癌。2.0cm×1.5cm黏膜斑块型病灶，侵至黏膜下层，淋巴结转移癌0/23，Ⅰ期。

图251　食管中段中分化早期鳞癌。2.0cm×1.7cm黏膜息肉型病灶，侵至黏膜下层，淋巴结转移癌0/35，Ⅰ期。

图252　食管中段鳞状上皮原位癌。3.5cm×3.0cm黏膜皱襞粗大糜烂状病灶，侵及黏膜上皮层，淋巴结转移癌0/25，0期。

251　　　　　　　　　　　　　252

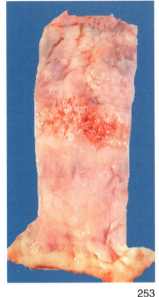
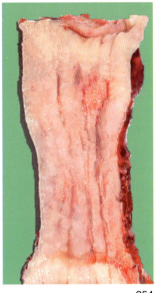

253 254

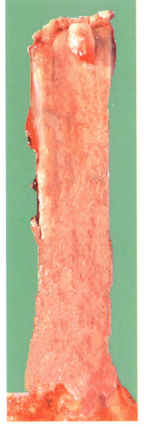
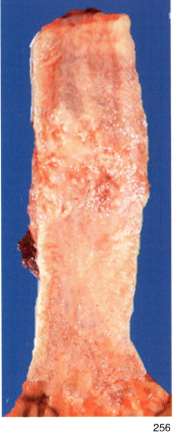

图253 食管中段低分化早期鳞癌。2.0cm宽呈带状累及全周黏膜糜烂型病灶，侵至黏膜下层，淋巴结转移癌0/19，Ⅰ期。

图254 食管中段中分化早期鳞癌。1.5cm×1.0cm黏膜糜烂型病灶，侵至黏膜下层，淋巴结转移癌0/22，Ⅰ期。

图255 食管上段中分化早期鳞癌。1.5cm×1.0cm黏膜息肉型病灶，侵至黏膜下层，淋巴结转移癌0/28，Ⅰ期。

图256 食管中段中分化早期鳞癌。3.0cm宽带状累及全周糜烂型病灶，侵至黏膜肌层，淋巴结转移癌0/28，Ⅰ期。

255 256

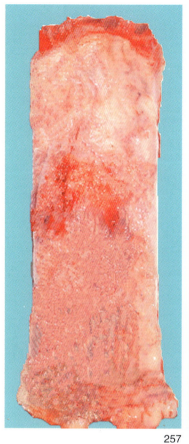
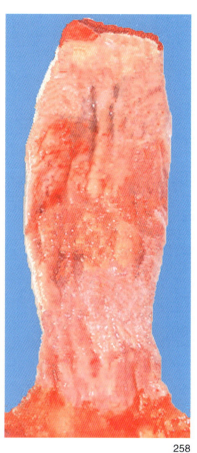

257   258

图 257 食管中段中分化早期鳞癌。3.0cm×3.0cm黏膜红色糜烂型病灶，侵至黏膜固有层，淋巴结转移癌 0/13，Ⅰ期。

图 258 食管中段中分化早期鳞癌。4.5cm×4.0cm一片边界清楚的红色糜烂型病灶，侵至黏膜下层，淋巴结转移癌 0/25，Ⅰ期。

图 259 食管下段低分化早期鳞癌。2.0cm×1.5cm黏膜糜烂型病灶，侵及黏膜下层，淋巴结转移癌 0/28，Ⅰ期。

图 260 食管下段中分化早期鳞癌。2.5cm×2.5cm黏膜皱襞断裂、消失呈一片红色糜烂灶，侵至黏膜下层，淋巴结转移癌 0/17，Ⅰ期。

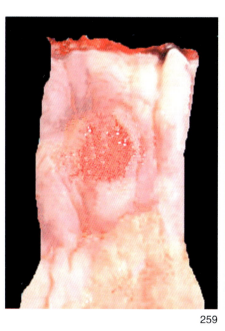
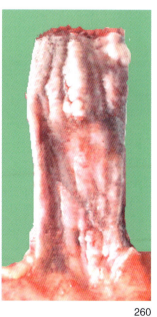

259   260

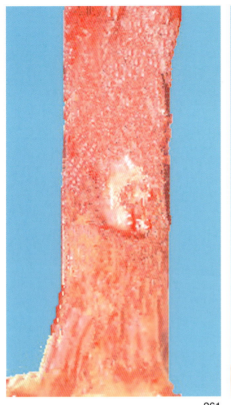
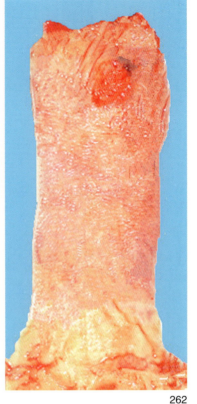

261

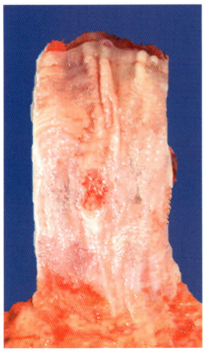
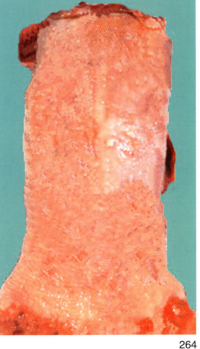

263

264

图261 食管下段中分化早期鳞癌。2.5cm×1.5cm黏膜斑块型病灶，侵至黏膜下层，淋巴结转移癌0/16，Ⅰ期。

图262 食管中段中分化早期鳞癌。1.5cm×1.0cm黏膜糜烂型病灶，侵及黏膜下层，淋巴结转移癌0/14，Ⅰ期。

图263 食管下段中分化早期鳞癌。1.5cm×0.8cm黏膜糜烂型病灶，侵至黏膜肌层，淋巴结转移癌0/20，Ⅰ期。

图264 食管中段中分化早期鳞癌。1.2cm×1.0cm黏膜斑块型病灶，侵至黏膜固有层，淋巴结转移癌0/28，Ⅰ期。

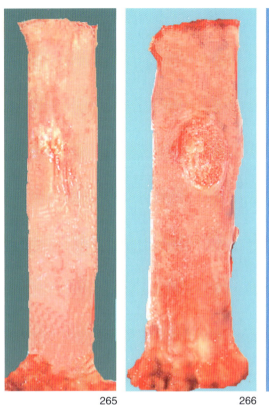

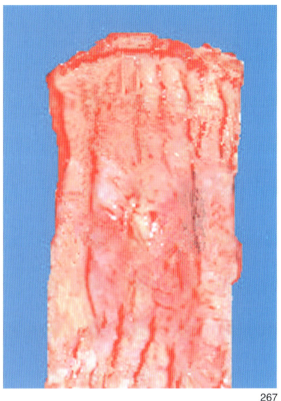

265　　　　　　　　266　　　　　　　　267

图265　食管中段中分化早期鳞癌。1.5cm×1.0cm黏膜斑块型病灶，侵至黏膜下层，淋巴结转移癌0/14，Ⅰ期。

图266　食管中段高分化早期鳞癌。3.0cm×2.0cm黏膜糜烂型病灶，侵至黏膜下层，淋巴结转移癌0/40，Ⅰ期。

图267　食管中段中分化早期鳞癌。1.5cm×1.0cm黏膜斑块型病灶，侵至黏膜下层，淋巴结转移癌0/21，Ⅰ期。

图268　食管下段高分化早期鳞癌。3.0cm×1.8cm黏膜斑块型病灶，侵及黏膜固有层，淋巴结转移癌0/9，Ⅰ期。

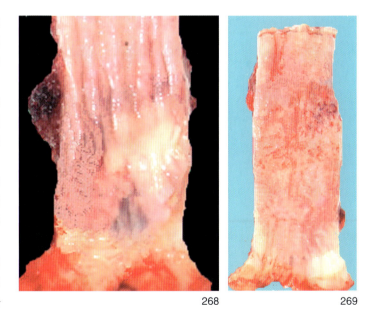

268　　　　　　　　269

图269　食管中段中分化早期鳞癌。标本中部3.5cm宽一段黏膜，边界较清楚的红色糜烂灶累及全周，侵至黏膜下层，淋巴结转移癌0/26，Ⅰ期。

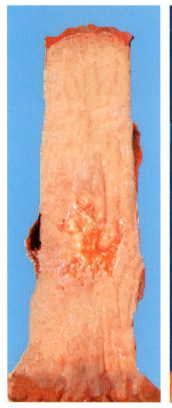
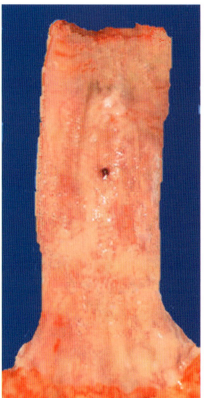
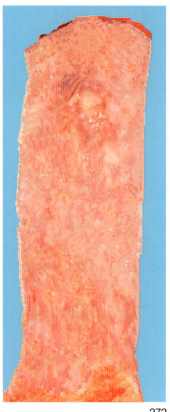

270 271 272

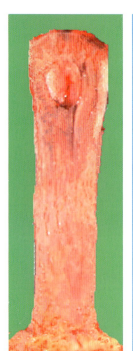
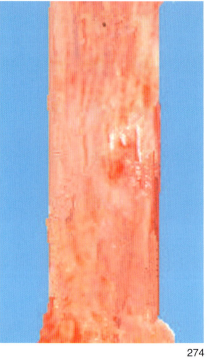

273 274

图 270　食管下段低分化早期鳞癌。2.4cm×1.6cm黏膜糜烂型病灶，侵至黏膜下层，淋巴结转移癌0/21，Ⅰ期。

图 271　食管中段中分化早期鳞癌。标本中部有一长条2.5cm×1.5cm微隆起斑块型病灶，侵至黏膜固有层，淋巴结转移癌0/16，Ⅰ期。

图 272　食管中段中分化早期鳞癌。1.5cm×1.5cm黏膜斑块型病灶，侵至黏膜下层，淋巴结转移癌0/25，Ⅰ期。

图 273　食管上段中分化早期鳞癌。2.0cm×1.5cm黏膜息肉型肿物，侵至黏膜固有层，淋巴结转移癌0/10，Ⅰ期。

图 274　食管下段鳞状上皮原位癌。1.0cm×0.8cm黏膜糜烂型病灶，侵及黏膜上皮层，淋巴结转移癌0/8，0期。

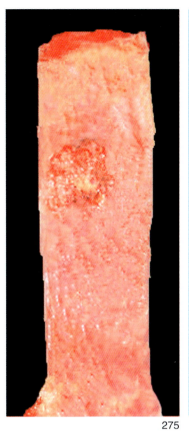
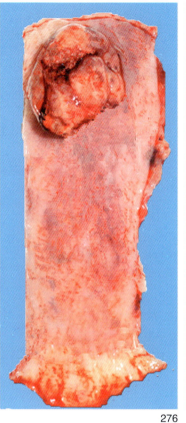
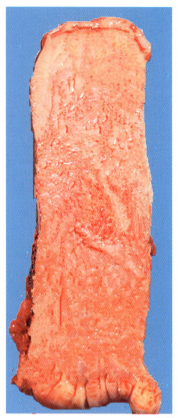

275　　　　　　　　　　　　276　　　　　　　　　　　　277

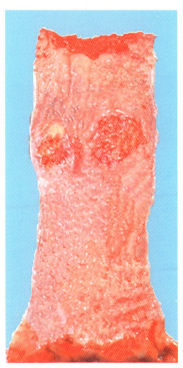

　　图275　食管中段中分化早期鳞癌。2.0cm×1.5cm黏膜斑块型病灶，侵及黏膜固有层，淋巴结转移癌0/27，Ⅰ期。

　　图276　食管中段低分化早期鳞癌。4.0cm×2.5cm黏膜息肉型肿物，侵至黏膜下层，淋巴结转移癌0/14，Ⅰ期。

　　图277　食管下段中分化早期鳞癌。标本中部2.5cm×2.2cm黏膜糜烂型病灶，侵及黏膜下层，淋巴结转移癌0/17，Ⅰ期。

　　图278　食管中段中低分化早期鳞癌。3.0cm×2.0cm黏膜糜烂型病灶，侵及黏膜下层，淋巴结转移癌0/45，Ⅰ期。

278

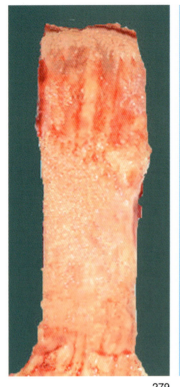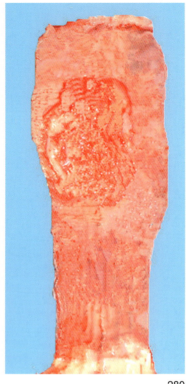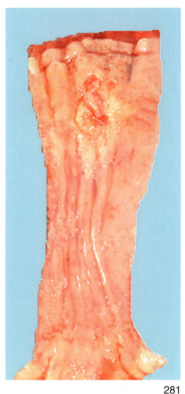

279　　　　　　　　　　280　　　　　　　　　　281

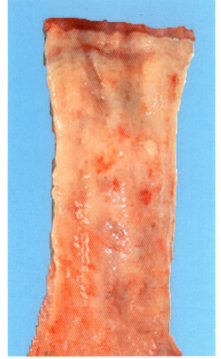

图 279　食管中段低分化早期鳞癌。3.5cm 宽带状、累及全周的黏膜糜烂型病灶，侵至黏膜下层，淋巴结转移癌 0/31，Ⅰ期。

图 280　食管中段中分化早期鳞癌。4.0cm×2.5cm 黏膜糜烂型病灶，侵至黏膜下层，淋巴结转移癌 0/29，Ⅰ期。

图 281　食管中段中低分化早期鳞癌。3.0cm×1.5cm 黏膜斑块型病灶，侵至黏膜下层，淋巴结转移癌 0/23，Ⅰ期。

图 282　食管中段中分化早期鳞癌。标本中部 3.5cm×2.5cm 的一片黏膜皱襞融合呈轻度隆起斑块状病灶，侵及黏膜下层，淋巴结转移癌 0/32，Ⅰ期。

282

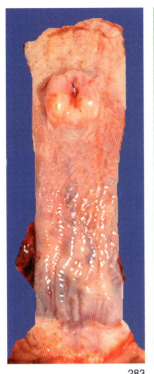

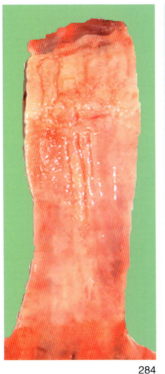

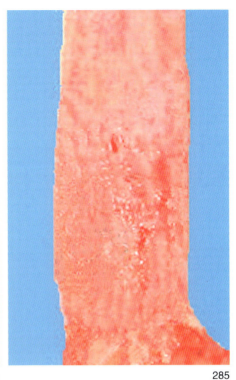

283　　　　　　　　　　284　　　　　　　　　　285

图283　食管中段低分化早期鳞癌。2.0cm×2.0cm黏膜息肉型（柿子状）肿物，侵至黏膜下层，淋巴结转移癌0/29，Ⅰ期。

图284　食管中段中分化早期鳞癌。2.0cm×2.5cm黏膜斑块型病灶，侵及黏膜固有层，淋巴结转移癌0/9，Ⅰ期。

图285　食管下段中分化早期鳞癌。4.0cm×3.0cm一片黏膜粗糙和红色糜烂区，侵及黏膜固有层，淋巴结转移癌0/12，Ⅰ期。

图286　食管下段低分化早期鳞癌。4.0cm×3.0cm的一片红色边界清楚的黏膜糜烂灶，侵至黏膜下层，淋巴结转移癌0/16，Ⅰ期。

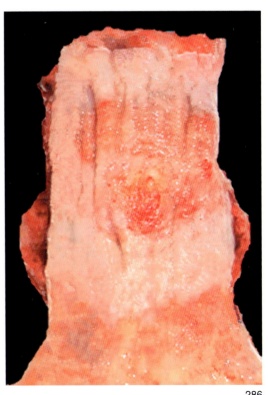

286

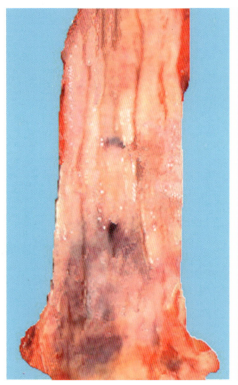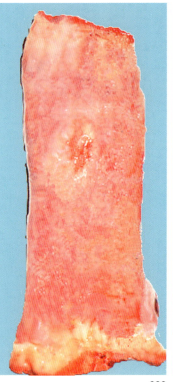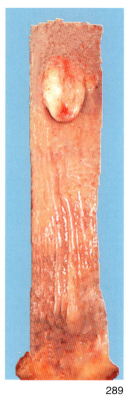

287　　　　　　　　　　　288　　　　　　　　　289

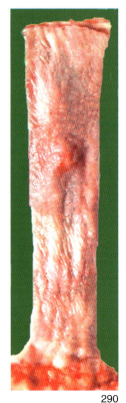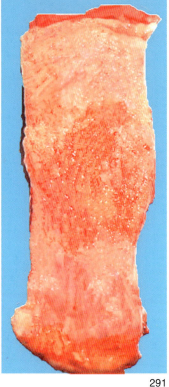

图287　食管下段鳞状上皮原位癌。标本中部一长条状2.2cm×0.7cm斑块型病灶，累及黏膜上皮层，淋巴结转移癌0/8，0期。

图288　食管中段低分化早期鳞癌。2.0cm×1.5cm黏膜糜烂型病灶，侵至黏膜下层，淋巴结转移癌0/36，Ⅰ期。

图289　食管中上段高分化早期鳞癌。2.2cm×1.8cm黏膜息肉型病灶，侵至黏膜下层，淋巴结转移癌0/24，Ⅰ期。

图290　食管中段高分化早期鳞癌。1.5cm×1.0cm黏膜斑块型病灶，侵及黏膜下层，淋巴结转移癌0/28，Ⅰ期。

图291　食管中段中分化早期鳞癌。5.0cm×3.5cm的大片红色糜烂型病灶，侵至黏膜下层，淋巴结转移癌0/29，Ⅰ期。

290　　　　　　　　　291

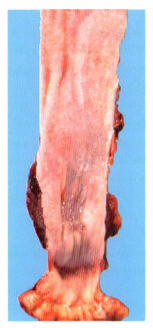
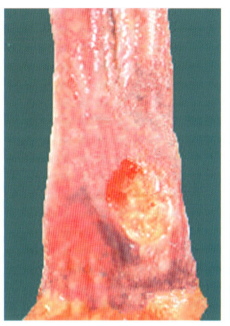
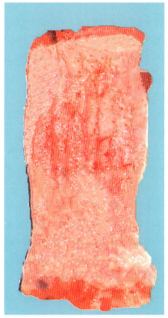

292　　　　　　　　　　　　　293　　　　　　　　294

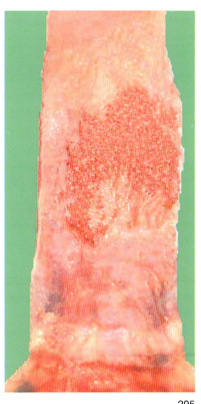

图292　食管下段鳞状上皮原位癌。憩室下沿0.5cm×0.5cm
糜烂型病灶，累及黏膜上皮层，淋巴结转移癌0/12，0期。

图293　食管下段低分化早期鳞癌。2.0cm×1.5cm黏膜糜
烂型病灶，侵至黏膜下层，淋巴结转移癌0/21，Ⅰ期。

图294　食管中下段中分化早期鳞癌。4.0cm×3.5cm的大片
红色黏膜糜烂型病灶，侵至黏膜下层，淋巴结转移癌0/21，Ⅰ期。

图295　食管中段中分化早期鳞癌。4.0cm×3.5cm的大片
红色黏膜糜烂灶，侵至黏膜下层，淋巴结转移癌0/26，Ⅰ期。

295

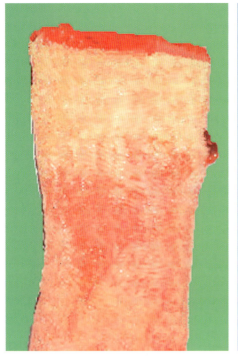
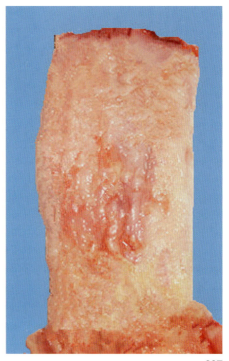

296

297

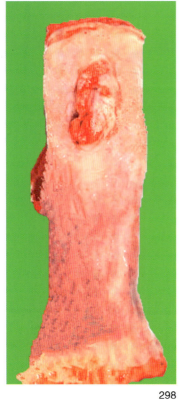
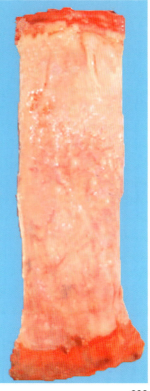

图296　食管中段中分化早期鳞癌。3.5cm×3.5cm黏膜糜烂型病灶，侵至黏膜固有层，淋巴结转移癌0/19，Ⅰ期。

图297　食管下段中分化早期鳞癌。4.0cm×4.0cm黏膜斑块型病灶，侵至黏膜下层，淋巴结转移癌0/15，Ⅰ期。

图298　食管中段低分化早期鳞癌。3.0cm×1.5cm黏膜息肉型肿物，侵至黏膜下层，淋巴结转移癌0/22，Ⅰ期。

图299　食管中段鳞状上皮原位癌。标本上方1.5cm×1.0cm黏膜糜烂型病灶，累及黏膜上皮层，淋巴结转移癌0/16，0期。病灶下方一片暗红色黏膜区域，为中重度不典型增生改变。

298

299

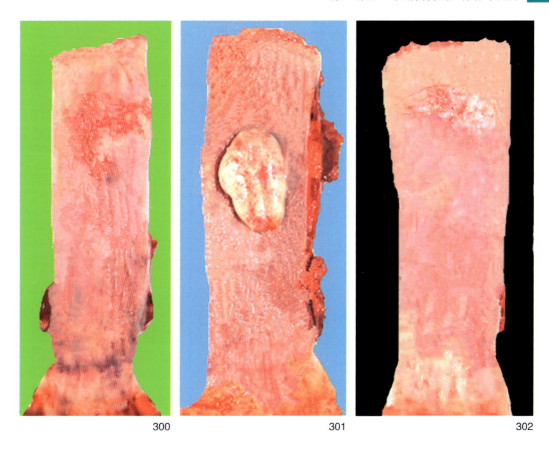

300　　　　　　　　　　　301　　　　　　　　　　302

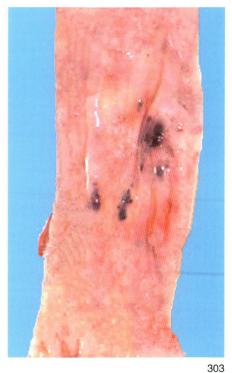

　　图300　食管中上段中分化早期鳞癌。3.5cm×3.5cm黏膜糜烂型病灶，侵至黏膜下层，淋巴结转移癌0/24，Ⅰ期。

　　图301　食管中段中分化早期鳞癌。3.2cm×2.5cm黏膜息肉型病灶，侵至黏膜下层，淋巴结转移癌0/33，Ⅰ期。

　　图302　食管上段中分化早期鳞癌。1.5cm×2.5cm黏膜糜烂型病灶，侵至黏膜下层，淋巴结转移癌0/23，Ⅰ期。

　　图303　食管中下段中分化早期鳞癌。5.5cm×3.0cm一段肿胀的黏膜中央为凹陷的糜烂病灶，侵至黏膜固有层，淋巴结转移癌0/18，Ⅰ期。

303

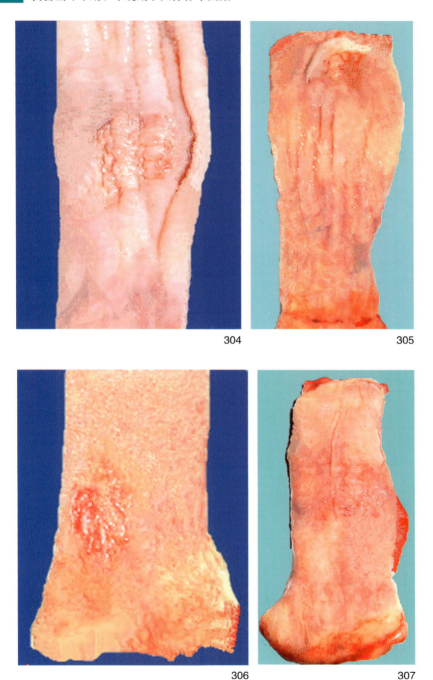

304   305

306   307

图 304 食管中段中分化早期鳞癌。2.5cm×2.0cm 黏膜糜烂型病灶，侵及黏膜下层，淋巴结转移癌 0/19，Ⅰ期。

图 305 食管中段中分化早期鳞癌。1.5cm×1.5cm 黏膜斑块型病灶，侵至黏膜下层，淋巴结转移癌 0/20，Ⅰ期。

图 306 食管下段中分化早期鳞癌。1.8cm×1.2cm 黏膜斑块型病灶，侵至黏膜下层，淋巴结转移癌 0/21，Ⅰ期。

图 307 食管中段中分化早期鳞癌。4.0cm 带状累及全周的红色糜烂灶，侵及黏膜下层，淋巴结转移癌 0/23，Ⅰ期。

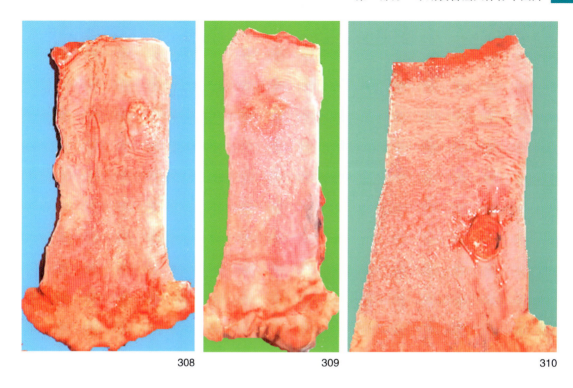

308　　　　　　　　　　309　　　　　　　　　　310

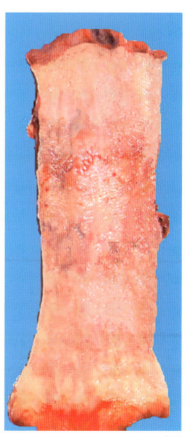

图308　食管中段高分化早期鳞癌。1.5cm×1.0cm黏膜斑块状病灶，侵至黏膜固有层，淋巴结转移癌0/16，Ⅰ期。

图309　食管中上段中分化早期鳞癌。2.0cm×2.5cm红色黏膜糜烂型病灶，累及黏膜固有层，淋巴结转移癌0/10，Ⅰ期。

图310　食管下段中分化早期鳞癌。1.5cm×1.5cm黏膜息肉型病灶，侵至黏膜下层，淋巴结转移癌0/20，Ⅰ期。

图311　食管中段中分化早期鳞癌。5.0cm×4.0cm大片黏膜糜烂型病变，侵至黏膜固有层，淋巴结转移癌0/38，Ⅰ期。

311

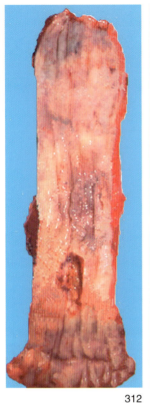 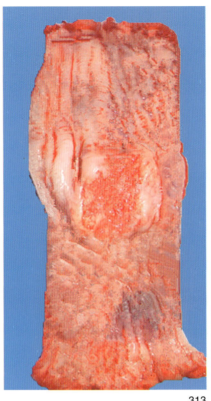 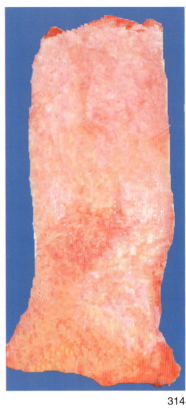

312   313   314

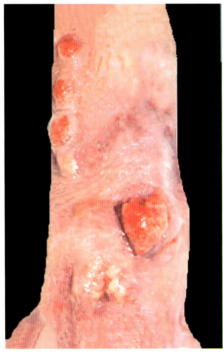

    图 312　食管下段中分化早期鳞癌。2.0cm×0.7cm 黏膜糜烂型病灶，侵至黏膜下层，淋巴结转移癌 0/10，Ⅰ期。标本中上部黏膜改变为中重度不典型增生。

    图 313　食管中段中分化早期鳞癌。4.0cm×4.0cm 以黏膜糜烂型为主的病灶，侵至黏膜下层，淋巴结转移癌 0/31，Ⅰ期。

    图 314　食管下段中分化早期鳞癌。标本下部 2.0cm×2.0cm 微红色糜烂型病灶，侵及黏膜固有层，淋巴结转移癌 0/11，Ⅰ期。

    图 315　食管中下段高分化早期鳞癌。标本最下端原发灶为 1.5cm×1.5cm 斑块状肿物，侵至黏膜下层，淋巴结转移癌 0/14，Ⅰ期（其他，4 个肿物为壁内转移）。

315

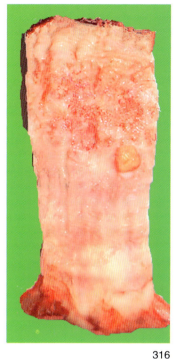

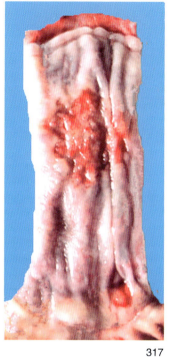

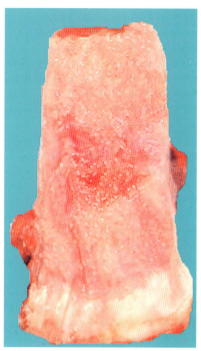

316

317

318

图316　食管中段低分化早期鳞癌。5.0cm×5.0cm 大片黏膜糜烂灶伴结节的病变（混合型），侵至黏膜下层，淋巴结转移癌 0/24，Ⅰ期。

图317　食管中段低分化早期鳞癌。4.0cm×3.5cm 红色黏膜糜烂灶，侵至黏膜下层，淋巴结转移癌 0/22，Ⅰ期。标本上下方的两个病灶，可能由两个相邻黏膜皱襞粘连形成的内面窦道相通。

图318　食管下段中分化早期鳞癌。2.5cm×2.5cm 黏膜糜烂型病灶，侵及黏膜固有层，淋巴结转移癌 0/12，Ⅰ期。

图319　食管上中段中分化早期鳞癌。标本上部 1.5cm×1.5cm 黏膜糜烂型病灶，侵及黏膜下层，淋巴结转移癌 0/16，Ⅰ期。下部病灶为原位癌。

图320　食管上中段中分化早期鳞癌。1.0cm×1.0cm 黏膜结节型病灶，侵至黏膜下层，淋巴结转移癌 0/19，Ⅰ期。

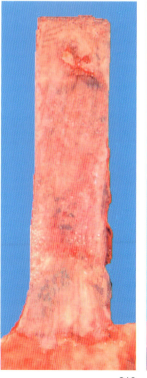

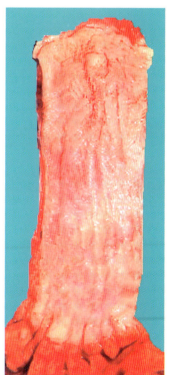

319

320

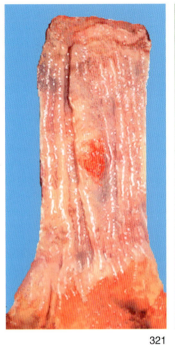
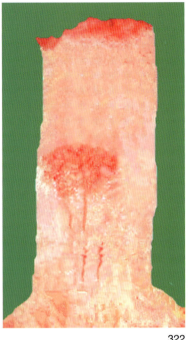
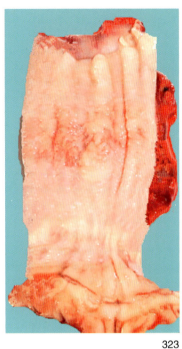

321　　　　　　　　　　322　　　　　　　　　　323

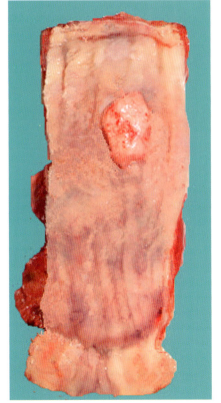

324

　　图321　食管下段中分化早期鳞癌。1.5cm×1.0cm黏膜糜烂型病灶，侵至黏膜下层，淋巴结转移癌0/22，Ⅰ期。

　　图322　食管下段低分化早期鳞癌。2.0cm×2.0cm黏膜糜烂型病灶，侵至黏膜下层，淋巴结转移癌0/21，Ⅰ期。

　　图323　食管中段中分化早期鳞癌。2.0cm宽带状、累及全周的糜烂型病灶，侵至黏膜下层，淋巴结转移癌0/18，Ⅰ期。

　　图324　食管中段中分化早期鳞癌。2.5cm×1.5cm黏膜息肉状病灶，侵至黏膜下层，淋巴结转移癌0/10，Ⅰ期。

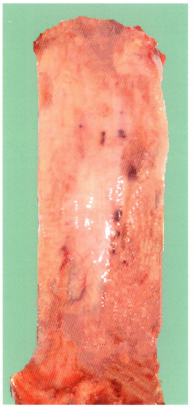 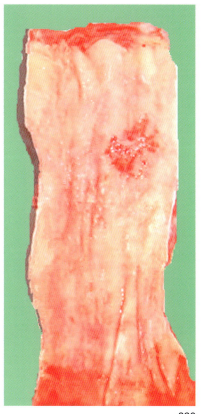

325 326

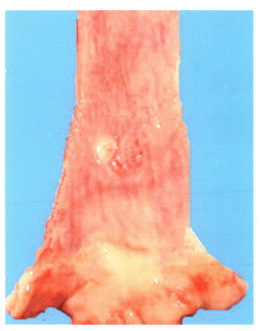

图325　食管中下段鳞状上皮原位癌。标本中央浅色黏膜区内，可见微隆起橄榄状的斑块型病灶，累及黏膜上皮层，淋巴结转移癌0/9，0期。

图326　食管中段中分化早期鳞癌。1.5cm×1.5cm黏膜糜烂型病灶，侵及黏膜肌层，淋巴结转移癌0/40，Ⅰ期。

图327　食管中段低分化早期鳞癌。2.0cm×2.0cm黏膜结节型肿物，侵至黏膜下层，淋巴结转移癌0/20，Ⅰ期。

327

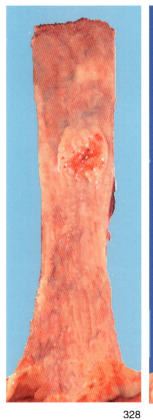
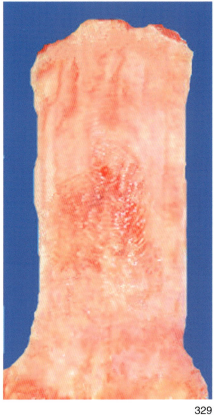
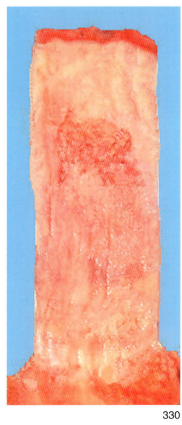

328　　　　　　　　　　329　　　　　　　　　　330

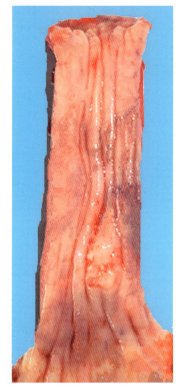

　　图 328　食管下段低分化早期鳞癌。1.5cm×1.5cm 黏膜结节型病灶，侵至黏膜下层，淋巴结转移癌 0/10，Ⅰ期。

　　图 329　食管中下段中分化早期鳞癌。3.0cm×2.0cm 黏膜糜烂型病灶，侵及黏膜下层，淋巴结转移癌 0/13，Ⅰ期。

　　图 330　食管中段中分化早期鳞癌。2.5cm×2.0cm 黏膜糜烂型病灶，侵及黏膜下层，淋巴结转移癌 0/11，Ⅰ期。

　　图 331　食管下段中分化早期鳞癌。3.0cm×1.5cm 黏膜斑块型病灶，侵至黏膜下层，淋巴结转移癌 0/18，Ⅰ期。

331

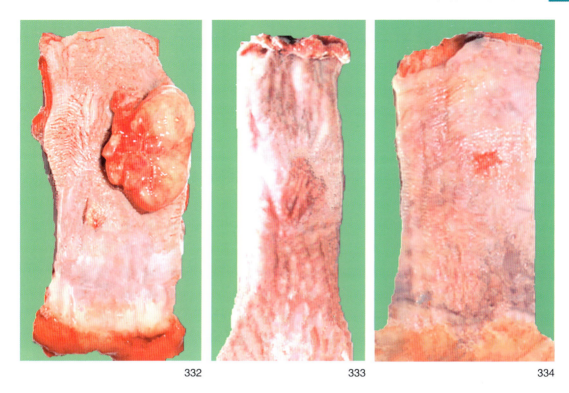

332　　　　　　　　　　333　　　　　　　　　　334

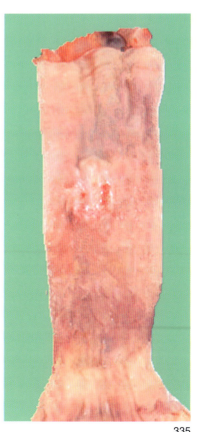

　　图332　食管中段低分化早期鳞癌。5.0cm×3.0cm黏膜息肉型病灶，侵至黏膜下层，淋巴结转移癌0/19，Ⅰ期。

　　图333　食管中段中分化早期鳞癌。2.0cm×1.5cm黏膜糜烂型病灶，侵至黏膜下层，淋巴结转移癌0/17，Ⅰ期。

　　图334　食管中段中分化早期鳞癌。1.0cm×1.0cm黏膜糜烂型病灶，侵及黏膜固有层，淋巴结转移癌0/23，Ⅰ期。

　　图335　食管中段中分化早期鳞癌。2.0cm×1.5cm黏膜斑块型病灶，侵及黏膜下层，淋巴结转移癌0/16，Ⅰ期。

335

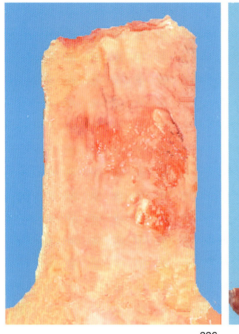
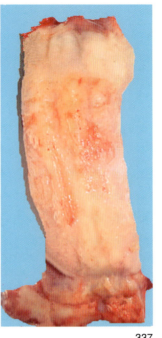

336   337

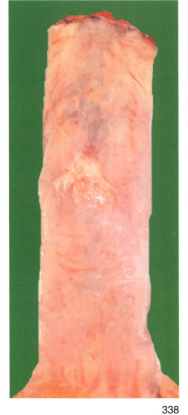
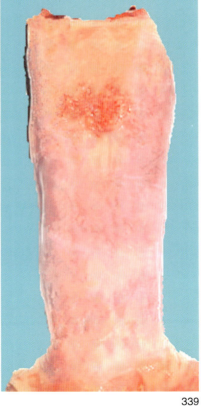

338   339

图336　食管中段中分化早期鳞癌。4.0cm×3.0cm黏膜糜烂型病灶，侵及黏膜下层，淋巴结转移癌0/18，Ⅰ期。

图337　食管中下段中分化早期鳞癌。7.0cm×4.0cm大片边界清楚的糜烂型病灶，侵及黏膜固有层，淋巴结转移癌0/17，Ⅰ期。

图338　食管中段高分化早期鳞癌。2.0cm×1.0cm黏膜斑块型病灶，侵至黏膜下层，淋巴结转移癌0/14，Ⅰ期。

图339　食管中段中分化早期鳞癌。2.5cm×2.0cm黏膜糜烂型病灶，侵至黏膜下层，淋巴结转移癌0/16，Ⅰ期。

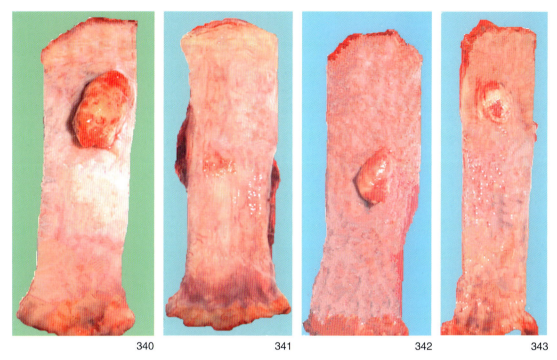

340　　　　　　341　　　　　　342　　　　　343

图340　食管中段癌肉瘤。3.5cm×2.0cm 黏膜息肉型肿物，侵至黏膜肌层，淋巴结转移癌 0/32，Ⅰ期。

图341　食管中段中分化早期鳞癌。1.5cm×1.5cm 黏膜糜烂型病灶，侵至黏膜肌层，淋巴结转移癌 0/25，Ⅰ期。

图342　食管中段中分化早期鳞癌。2.8cm×1.5cm 黏膜息肉型肿物，侵至黏膜下层，淋巴结转移癌 0/12，Ⅰ期。

图343　食管上段中分化早期鳞癌。2.5cm×1.5cm 黏膜结节型病灶，侵至黏膜下层，淋巴结转移癌 0/20，Ⅰ期。

图344　食管下段中分化鳞癌混合神经内分泌肿瘤。6.0cm×5.0cm 息肉型肿物（呈雏鸡状），侵至黏膜肌层，淋巴结转移癌 0/18，Ⅰ期。

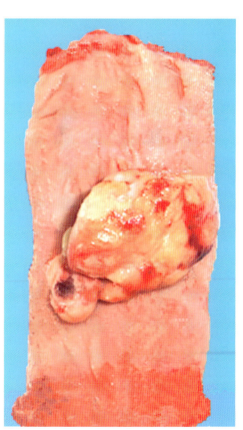

344

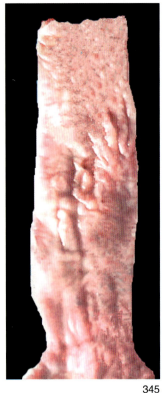 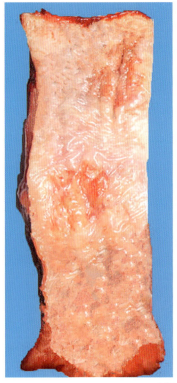 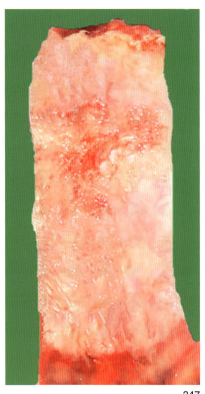

345   346   347

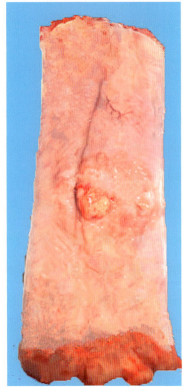

图345　食管中段中分化早期鳞癌。标本中部1.0cm×1.0cm黏膜糜烂灶，周围黏膜纹理紊乱、粗糙，病变侵及黏膜下层，淋巴结转移癌0/22，Ⅰ期。

图346　食管中下段中分化早期鳞癌。标本上部和下部两个糜烂型病灶，分别为3.2cm×2.5cm和2.5cm×3.0cm，侵至黏膜下层，淋巴结转移癌0/21，Ⅰ期。

图347　食管中段中分化早期鳞癌。4.5cm×4.0cm黏膜糜烂型病灶，侵至黏膜下层，淋巴结转移癌0/24，Ⅰ期。

图348　食管下段中分化早期鳞癌。1.5cm×1.5cm黏膜结节型病灶，侵至黏膜下层，淋巴结转移癌0/26，Ⅰ期。病灶周围的黏膜为中重度不典型增生。

348

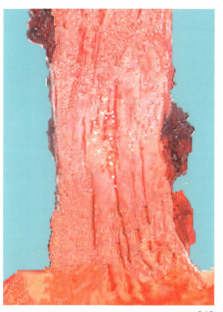
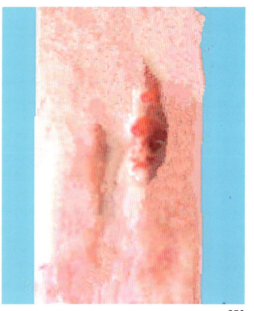

349   350

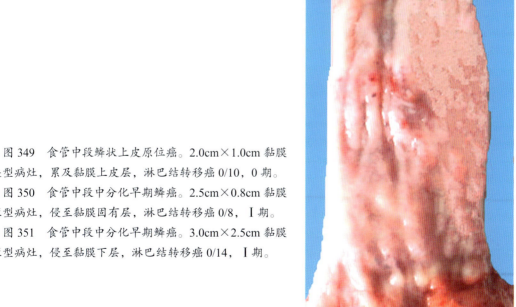

图 349 食管中段鳞状上皮原位癌。2.0cm×1.0cm 黏膜
斑块型病灶，累及黏膜上皮层，淋巴结转移癌 0/10，0 期。

图 350 食管中段中分化早期鳞癌。2.5cm×0.8cm 黏膜
糜烂型病灶，侵至黏膜固有层，淋巴结转移癌 0/8，Ⅰ 期。

图 351 食管中段中分化早期鳞癌。3.0cm×2.5cm 黏膜
糜烂型病灶，侵至黏膜下层，淋巴结转移癌 0/14，Ⅰ 期。

351

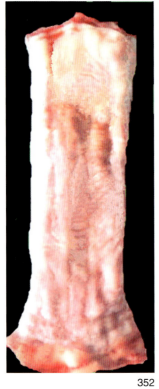
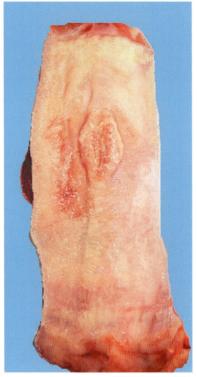

352

353

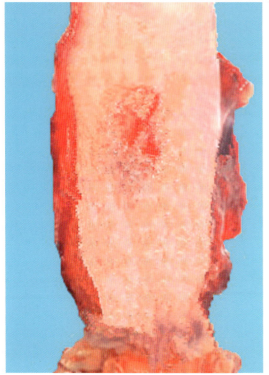

图 352　食管中段中分化早期鳞癌。2.0cm×1.0cm 黏膜糜烂灶，侵至黏膜肌层，淋巴结转移癌 0/27，Ⅰ期。

图 353　食管中段中分化早期鳞癌。3.5cm×2.5cm 黏膜斑块型病灶，侵至黏膜下层，淋巴结转移癌 0/33，Ⅰ期。

图 354　食管中段中分化早期鳞癌。3.0cm×2.0cm 红色黏膜糜烂灶，累及黏膜固有层，淋巴结转移癌 0/21，Ⅰ期。

354

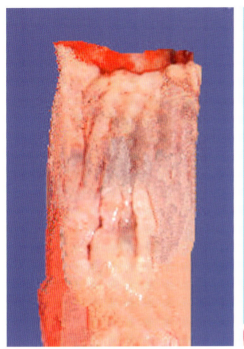

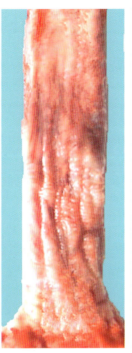

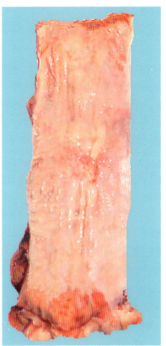

355　　　　　　　　　　356　　　　　　　　　　357

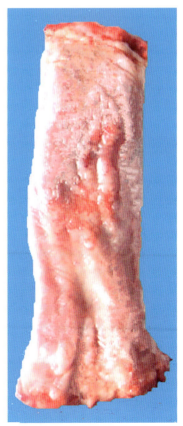

　　图355　食管中段中分化早期鳞癌。3.0cm×3.0cm黏膜皱襞肿胀、紊乱、变形、糜烂，病变侵及黏膜肌层，淋巴结转移癌0/15，Ⅰ期。

　　图356　食管中段中分化早期鳞癌。2.0cm×1.2cm黏膜皱襞紊乱、皱缩、变形，病变累及黏膜固有层，淋巴结转移癌0/15，Ⅰ期。

　　图357　食管中段中分化早期鳞癌。1.0cm×1.0cm黏膜皱襞聚拢、糜烂状病变，侵至黏膜下层，淋巴结转移癌0/29，Ⅰ期。

　　图358　食管中段中分化早期鳞癌。3.5cm×2.0cm黏膜糜烂型病灶，侵至黏膜固有层，淋巴结转移癌0/20，Ⅰ期。

358

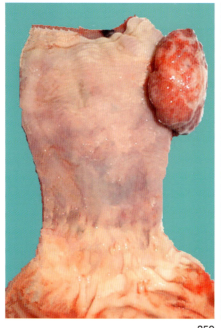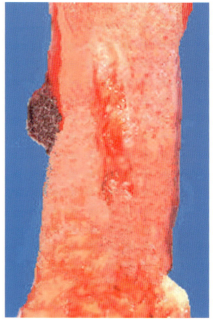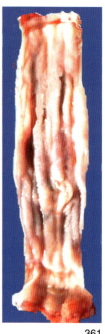

359　　　　　　　　　　360　　　　361

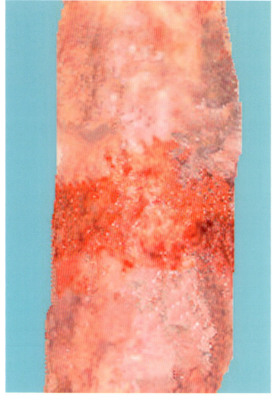

362

图359　食管中段中分化早期鳞癌。3.5cm×3.0cm黏膜息肉型肿物，侵至黏膜下层，淋巴结转移癌0/20，Ⅰ期。

图360　食管下段中分化早期鳞癌。4.5cm×1.0cm黏膜糜烂型病灶，侵至黏膜下层，淋巴结转移癌0/15，Ⅰ期。

图361　食管下段中分化早期鳞癌。1.5cm×1.0cm，黏膜皱襞断裂破坏呈斑块型病灶，侵至黏膜下层，淋巴结转移癌0/3，Ⅰ期。

图362　食管中段中分化早期鳞癌。3.0cm宽，累及全周带状红色黏膜糜烂灶，侵至黏膜肌层，淋巴结转移癌0/9，Ⅰ期。

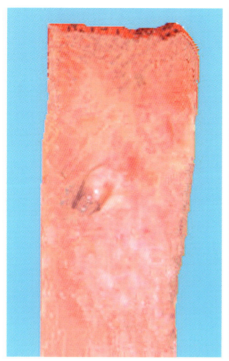

363

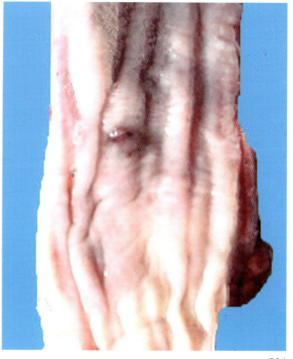

364

图363　食管中段中分化早期鳞癌。1.5cm×1.0cm黏膜糜烂型病灶，侵及黏膜肌层，淋巴结转移癌0/12，Ⅰ期。

图364　食管中段中分化早期鳞癌。1.5cm×1.0cm黏膜皱襞肿胀、糜烂型病灶，侵及黏膜固有层，淋巴结转移癌0/10，Ⅰ期。

图365　食管中段中分化早期鳞癌。3.0cm×1.2cm黏膜糜烂型病灶，侵至黏膜下层，淋巴结转移癌0/9，Ⅰ期。

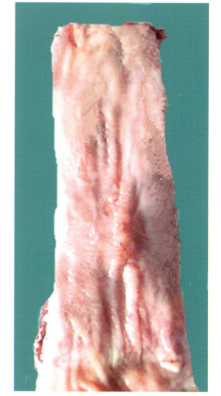

365

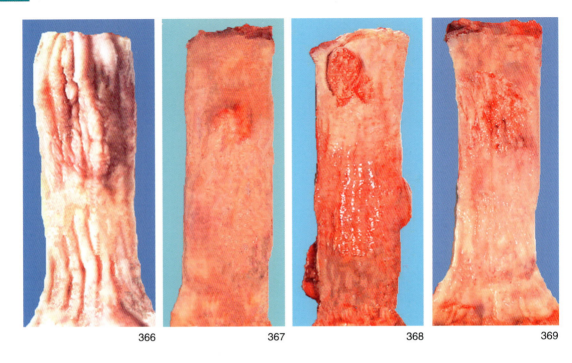

366 367 368 369

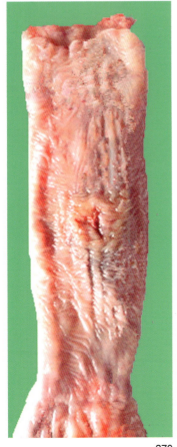

370

图366　食管上中段中分化早期鳞癌。5.0cm×4.0cm，黏膜皱襞结构紊乱和变形呈糜烂型病灶，侵至黏膜下层，淋巴结转移癌0/31，Ⅰ期。

图367　食管中段中分化早期鳞癌。1.5cm×1.5cm黏膜斑块型病灶，侵及黏膜下层，淋巴结转移癌0/26，Ⅰ期。

图368　食管上中段中分化早期鳞癌。2.3cm×1.8cm黏膜糜烂型病变，侵至黏膜下层，淋巴结转移癌0/26，Ⅰ期。

图369　食管中段中分化早期鳞癌。4.0cm×3.0cm黏膜糜烂型病变，侵至黏膜下层，淋巴结转移癌0/27，Ⅰ期。

图370　食管中段鳞状上皮原位癌。1.5cm×1.0cm黏膜糜烂型病灶，侵及黏膜上皮层，淋巴结转移癌0/11，0期。

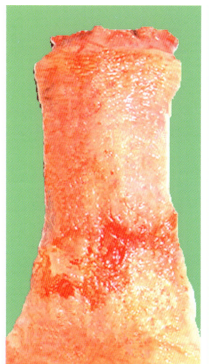
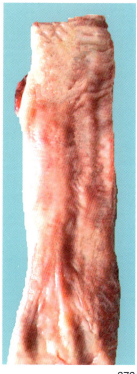
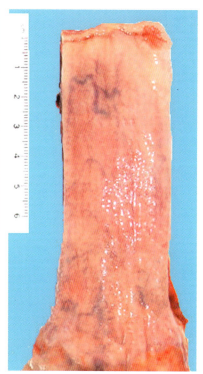

371	372	373

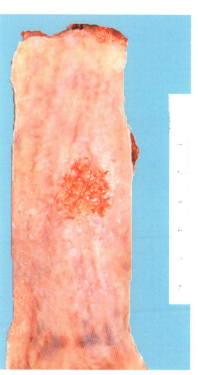

　　图371　食管下段中分化早期鳞癌。3.0cm宽、累及全周食管黏膜的红色糜烂灶，侵及黏膜下层，淋巴结转移癌0/15，Ⅰ期。

　　图372　食管中段中分化早期鳞癌。1.3cm×1.3cm黏膜糜烂灶（位于左边缘与距上切缘4cm相交处），侵及固有膜，淋巴结转移癌0/30，Ⅰ期。周围黏膜均为中重度不典型增生改变。

　　图373　食管中段中分化早期鳞癌。0.7cm×0.7cm黏膜糜烂型病灶（位于标本右上角），侵至黏膜固有层，淋巴结转移癌0/26，Ⅰ期。上切缘净，但安全区不够。

　　图374　食管中下段低分化早期鳞癌。2.5cm×1.5cm黏膜糜烂型病灶，侵至黏膜下层，淋巴结转移癌0/14，Ⅰ期。

374

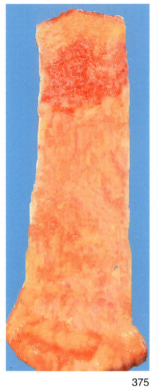
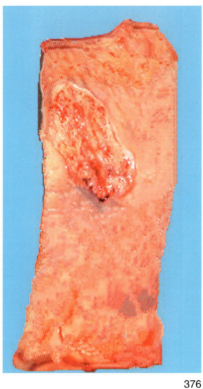
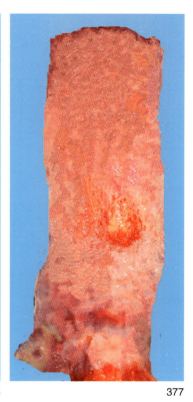

375   376   377

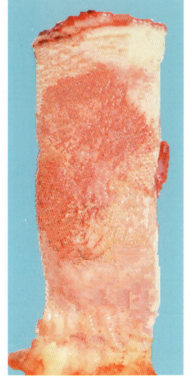

图375 食管中上段中分化早期鳞癌。4.0cm宽、累及全周的红色黏膜糜烂灶，侵至黏膜肌层，淋巴结转移癌0/19，Ⅰ期。

图376 食管中下段高分化早期鳞癌。3.5cm×2.0cm黏膜糜烂型病变，侵至黏膜下层，淋巴结转移癌0/22，Ⅰ期。

图377 食管下段中分化早期鳞癌。1.8cm×1.5cm黏膜结节型肿物，侵至黏膜下层，淋巴结转移癌0/21，Ⅰ期。

图378 食管中下段中分化早期鳞癌。6.5cm×4.3cm红色糜烂灶累及全周黏膜，侵至黏膜下层，淋巴结转移癌0/41，Ⅰ期。

378

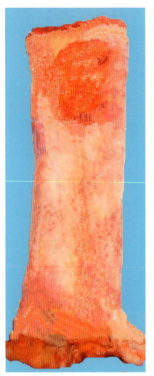
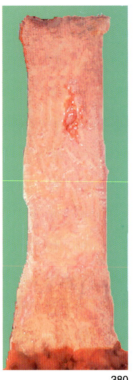
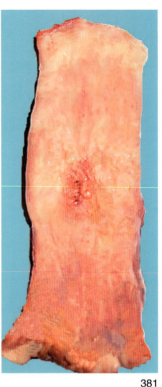

379　　　　　　　　380　　　　　　　　381

图 379　食管中段低分化早期鳞癌。3.5cm×3.5cm 稍凹陷的红色糜烂灶，侵至黏膜固有层，淋巴结转移癌 0/10，Ⅰ期。

图 380　食管中段中分化早期鳞癌。2.5cm×0.8cm 黏膜糜烂型病灶，侵至黏膜下层，淋巴结转移癌 0/12，Ⅰ期。

图 381　食管中段中分化早期鳞癌。2.0cm×1.5cm 黏膜糜烂型病灶，侵至黏膜下层，淋巴结转移癌 0/11，Ⅰ期。

图 382　食管下段低分化早期鳞癌。5.5cm×4.0cm 大片边界清楚的糜烂灶，侵至黏膜下层，淋巴结转移癌 0/15，Ⅰ期。

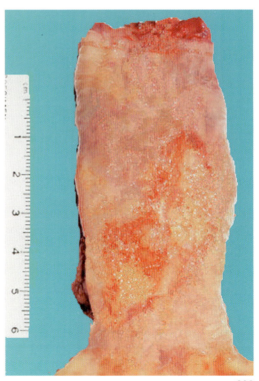

382

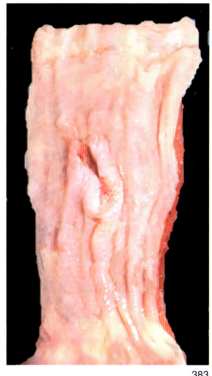

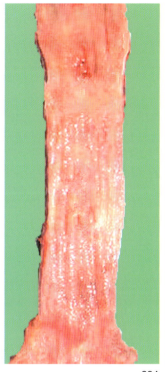

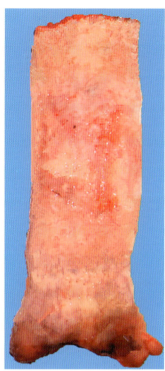

383

384

385

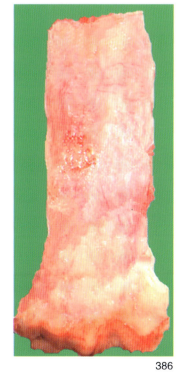

386

图383　食管下段中分化早期鳞癌。2.0cm×1.0cm黏膜斑块、糜烂状改变，侵至黏膜下层，淋巴结转移癌0/12，Ⅰ期。

图384　食管中下段中分化早期鳞癌。标本上两处病灶，1.2cm×0.5cm和1.2cm×1.2cm的糜烂、斑块型，侵至黏膜固有层，淋巴结转移癌0/24，Ⅰ期。

图385　食管中段中分化早期鳞癌。4.5cm×3.5cm四方形的红色糜烂环，中央的黏膜正常，病变侵及黏膜固有层，淋巴结转移癌0/24，Ⅰ期。

图386　食管下段中分化早期鳞癌。1.5cm×1.5cm黏膜糜烂型病灶，侵至黏膜下层，淋巴结转移癌0/14，Ⅰ期。

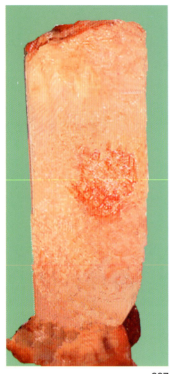

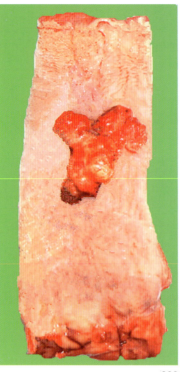

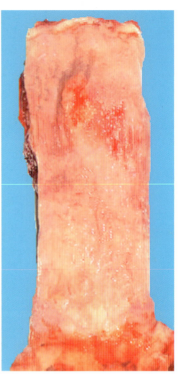

387

388

389

图387　食管下段中分化早期鳞癌。2.5cm×2.0cm黏膜糜烂型病灶，侵至黏膜下层，淋巴结转移癌0/17，Ⅰ期。

图388　食管中段中分化早期鳞癌。4.0cm×4.0cm息肉型病灶，侵至黏膜肌层，淋巴结转移癌0/34，Ⅰ期。

图389　食管中段腺鳞癌。1.5cm×2.5cm黏膜糜烂型病灶，侵至黏膜下层，淋巴结转移癌0/11，Ⅰ期。

图390　食管中段中分化早期鳞癌。1.5cm×0.8cm黏膜结节型肿物，侵至黏膜固有层，淋巴结转移癌0/28，Ⅰ期。

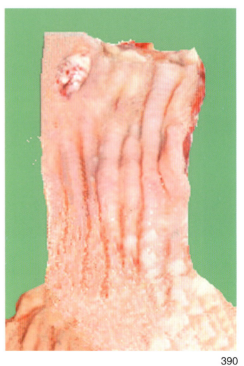

390

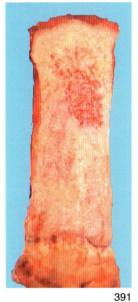 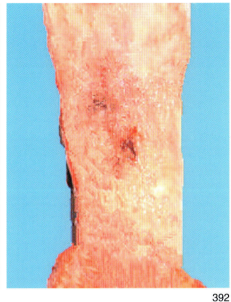 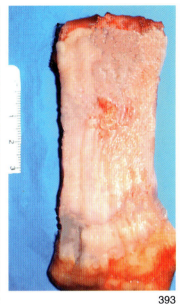

391   392   393

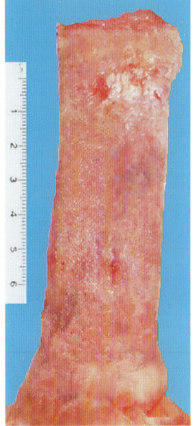

394

图 391　食管中段中分化早期鳞癌。3.5cm×2.0cm 黏膜糜烂型病灶，侵至黏膜下层，淋巴结转移癌 0/21，Ⅰ 期。

图 392　食管下段中分化早期鳞癌。4.0cm×2.0cm 黏膜糜烂型病灶，侵至黏膜下层，淋巴结转移癌 0/19，Ⅰ 期。

图 393　食管中段高分化早期鳞癌。2.5cm×2.5cm 黏膜斑块型病灶，侵至黏膜下层，淋巴结转移癌 0/19，Ⅰ 期。

图 394　食管中下段中分化早期鳞癌。2.0cm×1.5cm 和 1.5cm×1.5cm 两处斑块型病灶，侵至黏膜下层，淋巴结转移癌 0/21，Ⅰ 期。

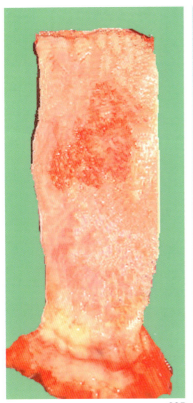
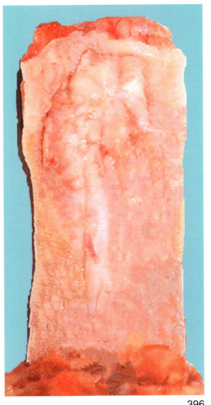
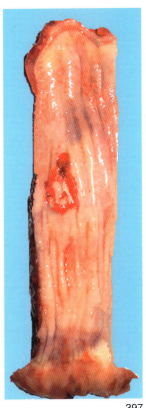

395　　　　　　　396　　　　　　397

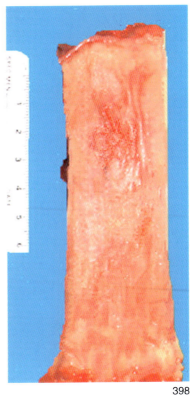

图 395　食管中段中低分化早期鳞癌。3.0cm×2.0cm 黏膜糜烂型病灶，侵至黏膜下层，淋巴结转移癌 0/21，Ⅰ期。

图 396　食管中下段中分化早期鳞癌。6.0cm×4.0cm 黏膜斑块型病灶，累及黏膜固有层，淋巴结转移癌 0/14，Ⅰ期。

图 397　食管中段中分化早期鳞癌。2.5cm×1.5cm 黏膜糜烂型病灶，侵至黏膜下层，淋巴结转移癌 0/27，Ⅰ期。

图 398　食管中段中分化早期鳞癌。3.0cm×1.5cm 黏膜斑块型病灶，侵及黏膜下层，淋巴结转移癌 0/17，Ⅰ期。

398

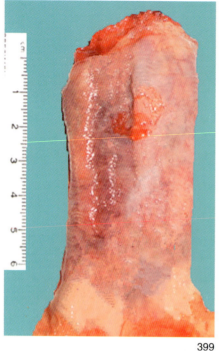

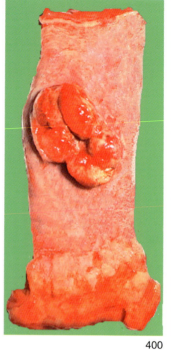

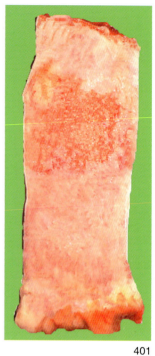

399

400

401

402

图399　食管中段中分化早期鳞癌。1.5cm×2.0cm 黏膜糜烂型病灶，侵至黏膜下层，淋巴结转移癌0/21，Ⅰ期。

图400　食管中段小细胞癌。4.5cm×4.0cm 形似中晚期蕈伞型肿瘤，侵至黏膜下层，淋巴结转移癌0/23，Ⅰ期。

图401　食管中段中分化早期鳞癌。4.5cm×4.5cm 大片红色黏膜糜烂型病灶，侵至黏膜下层，淋巴结转移癌0/32，Ⅰ期。

图402　食管下段中分化早期鳞癌。1.4cm×1.3cm 黏膜糜烂型病灶，侵至黏膜下层，淋巴结转移癌0/15，Ⅰ期。

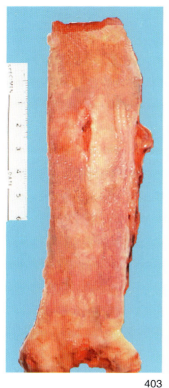
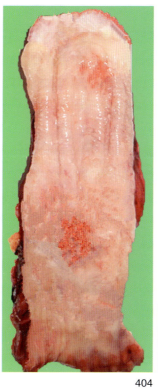
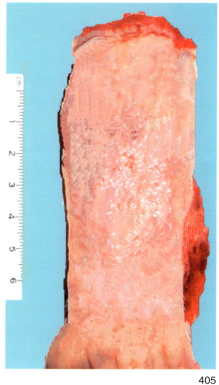

403　　　　　　　　　　404　　　　　　　　　　405

图403　食管中段中低分化早期鳞癌。2.5cm×0.6cm黏膜糜烂型病灶，侵至黏膜下层，淋巴结转移癌0/22，Ⅰ期。

图404　食管中下段中分化早期鳞癌。上下两处分别为1.5cm×1.0cm和2.0cm×1.2cm的黏膜糜烂型病灶，侵及黏膜下层，淋巴结转移癌0/27，Ⅰ期。

图405　食管下段中分化早期鳞癌。4.0cm×2.5cm黏膜粗糙斑块型病灶，侵及黏膜固有层，淋巴结转移癌0/10，Ⅰ期。

图406　食管中段中分化早期鳞癌。4.0cm×4.0cm黏膜凹陷糜烂型病灶，侵至黏膜下层，淋巴结转移癌0/21，Ⅰ期。

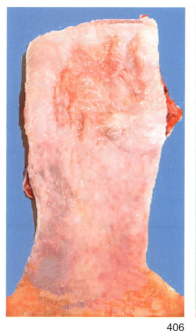
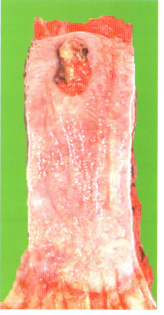

406　　　　　　　　　　407

图407　食管中段中分化早期鳞癌。1.8cm×1.0cm黏膜乳头型病灶，侵至黏膜下层，淋巴结转移癌0/34，Ⅰ期。

图 408～图 485 为碘染色标本图片

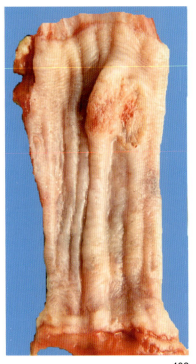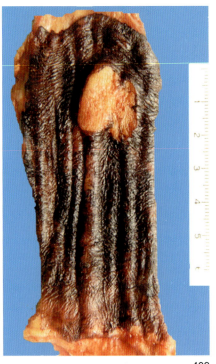

408   409

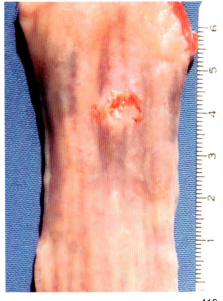

410   411

图 408　食管中段中分化早期鳞癌。2.5cm×2.0cm 黏膜糜烂型病灶，侵至黏膜下层，淋巴结转移癌 0/14，Ⅰ期。

图 409　图 408 的碘染色后图像。

图 410　食管中段中分化早期鳞癌。0.8cm×0.8cm 黏膜糜烂型病灶，侵至黏膜下层，淋巴结转移癌 0/10，Ⅰ期。

图 411　图 410 的碘染色后图像。

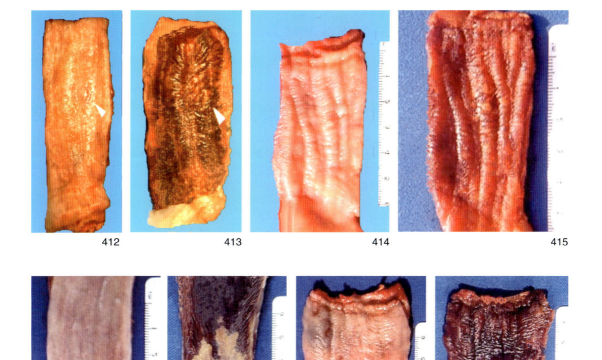

412 413 414 415

416 417 418 419

图412　食管中段中分化早期鳞癌。6.0cm×2.5cm一段黏膜粗糙不整，间有糜烂灶，侵及黏膜固有层，淋巴结转移癌0/18，Ⅰ期。

图413　图412的碘染后图像。原黏膜粗糙区示：散在黄色点片状改变，为不着色区，即阳性反应。

图414　食管下段鳞状上皮原位癌。位于黏膜皱襞背上的0.5cm×0.5cm糜烂型病灶，累及黏膜上皮，淋巴结转移癌0/6，0期。

图415　图414的碘染后图像。微小的病灶。

图416　食管中下段鳞状上皮原位癌。1.5cm×1.5cm一簇黏膜斑块型病灶，累及黏膜上皮层，淋巴结转移癌0/15，0期。

图417　图416的碘染色后图像。

图418　食管下段中分化早期鳞癌。2.0cm×2.0cm黏膜糜烂型病灶，侵至黏膜下层，淋巴结转移癌0/15，Ⅰ期。

图419　图418的碘染后图像。

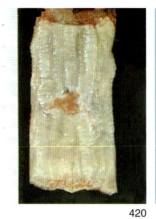 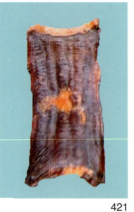 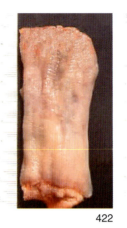 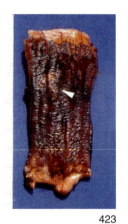

420 421 422 423

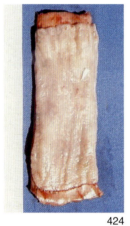 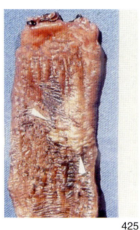 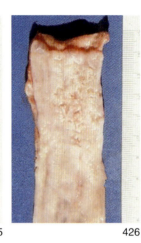 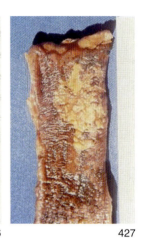

424 425 426 427

　　图420　食管下段中分化早期鳞癌。1.0cm×1.2cm黏膜糜烂型病灶，侵至黏膜下层，淋巴结转移癌0/14，Ⅰ期。

　　图421　图420的碘染后图像。

　　图422　食管中段高分化早期鳞癌。1.0cm×0.8cm黏膜斑块型病灶，侵至黏膜固有层，淋巴结转移癌0/10，Ⅰ期。

　　图423　图422的碘染色后图像。

　　图424　食管中段高分化早期鳞癌。1.5cm×1.2cm黏膜糜烂型病灶，侵至黏膜下层，淋巴结转移癌0/12，Ⅰ期。

　　图425　图424的碘染色后图像。

　　图426　食管中段中分化早期鳞癌。3.5cm×2.0cm黏膜糜烂型病灶，侵至黏膜下层，淋巴结转移癌0/20，Ⅰ期。

　　图427　图426的碘染色后图像。

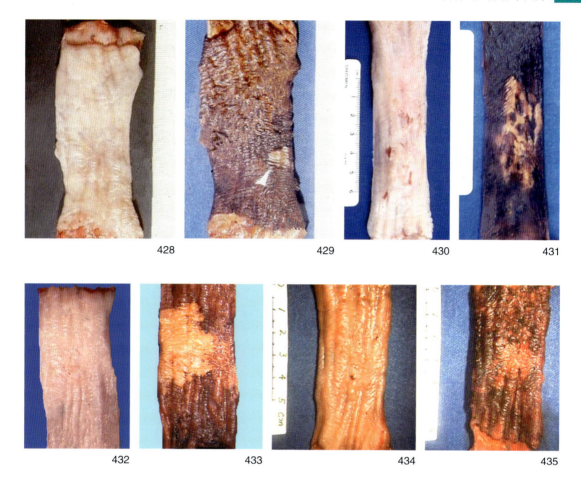

428　　　　　　　429　　　　　　　430　　　　　　　431

432　　　　　　　533　　　　　　　834　　　　　　　435

图 428　食管下段鳞状上皮原位癌。标本右下方 1.0cm×1.0cm 黏膜斑块样病灶，侵及黏膜上皮层，淋巴结转移癌 0/8，0 期。

图 429　图 428 的碘染色后图像。

图 430　食管中下段中分化早期鳞癌。一段 5.5cm×2.5cm 黏膜稍增厚伴散在糜烂灶，侵至黏膜固有层，淋巴结转移癌 0/12，Ⅰ期。

图 431　图 430 的碘染色后图像。

图 432　食管中段中分化早期鳞癌。标本中部一片 2.0cm×2.0cm 黏膜斑块状病灶，侵及黏膜下层，淋巴结转移癌 0/18，Ⅰ期。

图 433　图 432 的碘染色后图像。

图 434　食管下段中分化早期鳞癌。标本中部 2.0cm×1.5cm 三条黏膜皱襞粗大、变形伴糜烂灶，累及黏膜固有层，淋巴结转移癌 0/10，Ⅰ期。

图 435　图 434 的碘染色后图像。

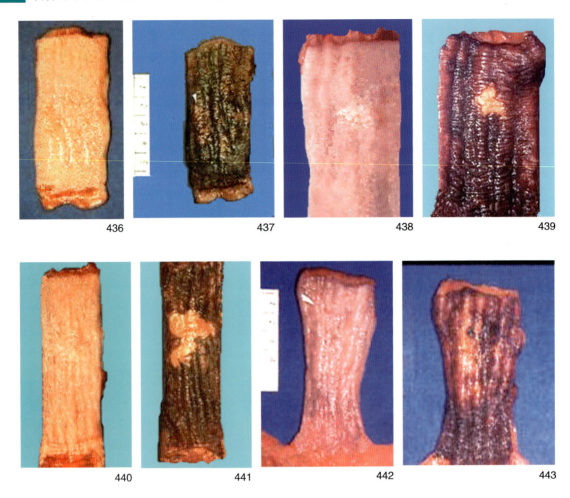

436　　　　　　　437　　　　　　　438　　　　　　　439

440　　　　　　　441　　　　　　　442　　　　　　　443

　　图436　食管下段中分化早期鳞癌。标本中部大片黏膜粗糙，其左侧一片 2.0cm×1.0cm 糜烂灶，累及黏膜固有层，淋巴结转移癌 0/15，Ⅰ期。

　　图437　图436的碘染色后图像。

　　图438　食管中段中分化早期鳞癌。1.5cm×2.0cm 黏膜斑块型病灶，侵及黏膜固有层，淋巴结转移癌 0/8，Ⅰ期。

　　图439　图438的碘染色后图像。

　　图440　食管中段中分化早期鳞癌。1.0cm×1.0cm 黏膜斑块样病变，侵及黏膜固有层，淋巴结转移癌 0/12，Ⅰ期。

　　图441　图440的碘染色后图像。

　　图442　食管中段中分化早期鳞癌。标本中段黏膜粗糙，其中有一片 3.0cm×1.5cm 斑块样病灶，病变累及黏膜固有层，淋巴结转移癌 0/12，Ⅰ期。

　　图443　图442的碘染色后图像。

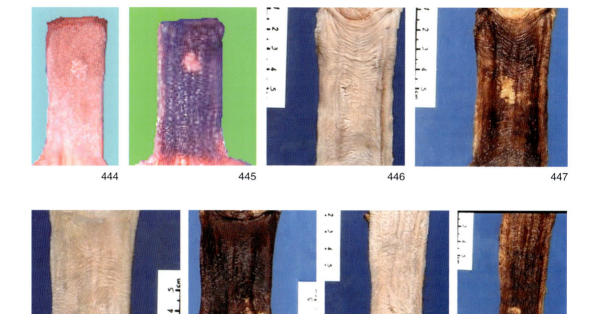

图444　食管中段中分化早期鳞癌。1.0cm×1.0cm 黏膜斑块型病灶，侵及黏膜固有层，淋巴结转移癌 0/14，Ⅰ期。

图445　图 444 的碘染色后图像。

图446　食管中段中分化早期鳞癌。1.0cm×1.0cm 黏膜糜烂型病灶，侵至黏膜下层，淋巴结转移癌 0/15，Ⅰ期（标本浸过甲醛溶液）。

图447　图 446 的碘染色后图像。

图448　食管下段中分化早期鳞癌。标本右下方 1.5cm×1.5cm 黏膜斑块型病灶，侵至黏膜下层，淋巴结转移癌 0/13，Ⅰ期（标本浸过甲醛溶液）。

图449　图 448 的碘染色后图像。

图450　食管下段中分化早期鳞癌。2.3cm×1.8cm 黏膜糜烂型病灶，侵至黏膜下层，淋巴结转移癌 0/19，Ⅰ期（标本浸过甲醛溶液）。

图451　图 450 的碘染色后图像。

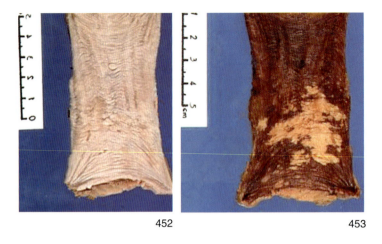

452   453

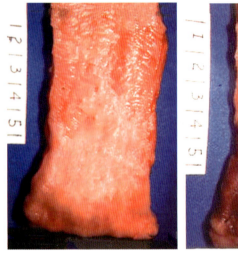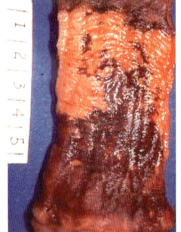

454   455

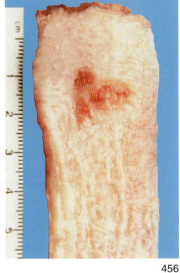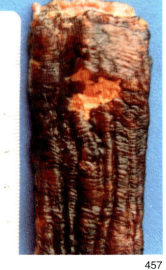

456   457

图 452 食管下段中分化早期鳞癌。3.5cm×3.0cm 黏膜糜烂型病灶，侵至黏膜下层，淋巴结转移癌 0/25，Ⅰ期（标本浸过甲醛溶液）。

图 453 图 452 的碘染色后图像。

图 454 食管中段中分化早期鳞癌。5.0cm×4.0cm 黏膜糜烂型病灶，侵至黏膜下层，淋巴结转移癌 0/28，Ⅰ期。

图 455 图 454 的碘染色后图像。

图 456 食管中段中分化早期鳞癌。1.2cm×1.4cm 黏膜糜烂型病灶，侵至黏膜下层，淋巴结转移癌 0/18，Ⅰ期。

图 457 图 456 的碘染色后图像。

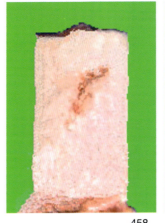 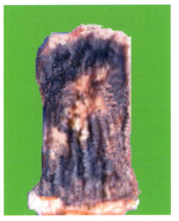

458　　　　　　　　　　　459

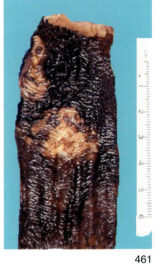

460　　　　　　　　　　461

图458　食管中段中分化早期鳞癌。3.0cm×1.5cm黏膜糜烂型病灶，侵至黏膜下层，淋巴结转移癌0/15，Ⅰ期。

图459　图458的碘染色后图像。

图460　食管中段中分化早期鳞癌。2.0cm×1.2cm黏膜糜烂型病灶（主病灶左上方另有一小糜烂灶），侵至黏膜下层，淋巴结转移癌0/15，Ⅰ期。

图461　图460的碘染色后图像。

图462　食管下段低分化早期鳞癌。3.0cm×1.8cm黏膜息肉型肿物，侵至黏膜下层，淋巴结转移癌0/12，Ⅰ期。

图463　图462的碘染色后图像。并显示息肉样肿物的状态。

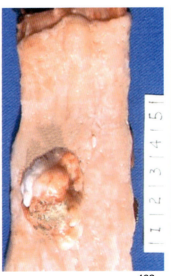 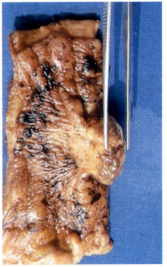

462　　　　　　　　　　463

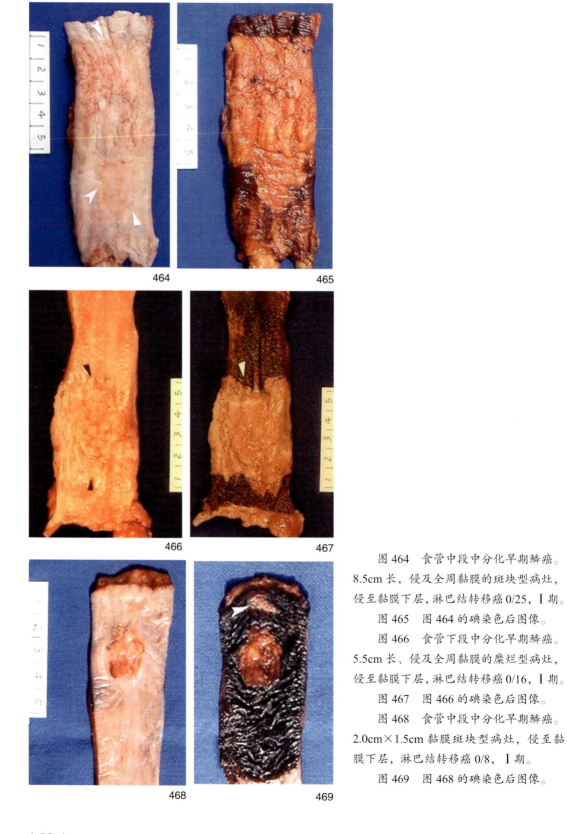

464

465

466

467

468

469

图464 食管中段中分化早期鳞癌。
8.5cm长，侵及全周黏膜的斑块型病灶，
侵至黏膜下层，淋巴结转移癌0/25，Ⅰ期。

图465 图464的碘染色后图像。

图466 食管下段中分化早期鳞癌。
5.5cm长、侵及全周黏膜的糜烂型病灶，
侵至黏膜下层，淋巴结转移癌0/16，Ⅰ期。

图467 图466的碘染色后图像。

图468 食管中段中分化早期鳞癌。
2.0cm×1.5cm黏膜斑块型病灶，侵至黏
膜下层，淋巴结转移癌0/8，Ⅰ期。

图469 图468的碘染色后图像。

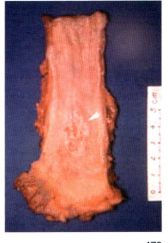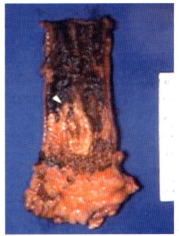

470　　　　　　　　　　471

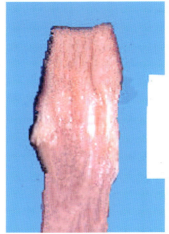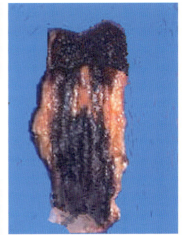

472　　　　　　　　　　473

图470　食管下段中分化早期鳞癌。2.4cm×1.5cm黏膜糜烂型病灶，侵至黏膜下层，淋巴结转移癌0/12，Ⅰ期。

图471　图470的碘染色后图像。食管病灶下方的大片黄染区为正常胃黏膜。

图472　食管下段中分化早期鳞癌。3.5cm×3.5cm黏膜斑块型病灶，侵至黏膜下层，淋巴结转移癌0/15，Ⅰ期。

图473　图472的碘染色后图像。

图474　食管下段中分化早期鳞癌。4.5cm×3.5cm黏膜粗糙斑块型病灶，侵至黏膜下层，淋巴结转移癌0/16，Ⅰ期。

图475　图474的碘染色后图像。

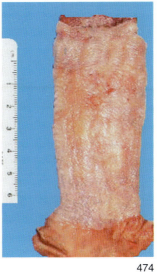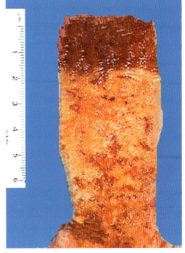

474　　　　　　　　　　475

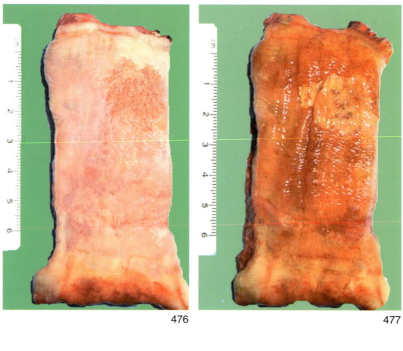

476   477

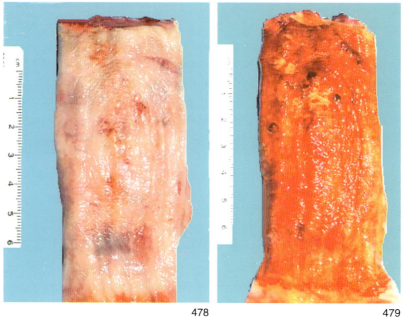

478   479

图476　食管中段中分化早期鳞癌。2.5cm×2.0cm黏膜斑块型病灶，侵至黏膜肌层，淋巴结转移癌0/14，Ⅰ期。

图477　图476的碘染色后图像。

图478　食管中段中分化早期鳞癌。大片黏膜粗糙，有散在小块糜烂灶，主要为重度不典型增生/原位癌，局灶性突破基底膜侵入固有层，淋巴结转癌0/40，Ⅰ期。

图479　图478的碘染色后图像。

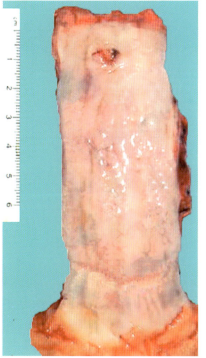
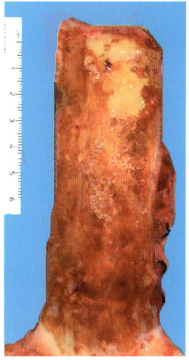

480

481

图480 食管中段中分化早期鳞癌。
0.8cm×1.0cm黏膜糜烂型病灶，侵至黏膜下层，
淋巴结转移癌0/26，Ⅰ期。

图481 图480的碘染色后图像。

图482 食管中段鳞状上皮原位癌。标本
中部4.0cm×1.0cm长条状斑块病灶，侵及黏膜
上皮层，淋巴结转移癌0/10，0期。

图483 图482的碘染色后图像。

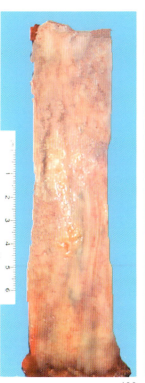
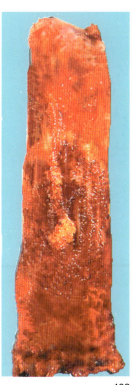

482

483

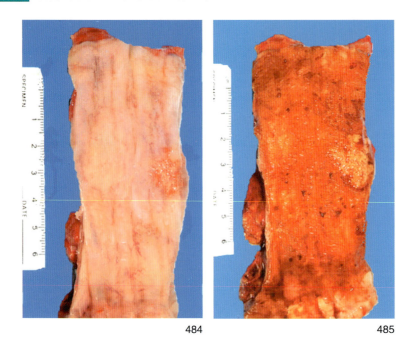

484   485

图 486～图 542 是未染色的普通图片

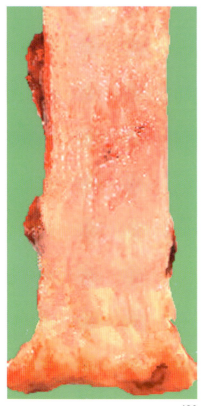 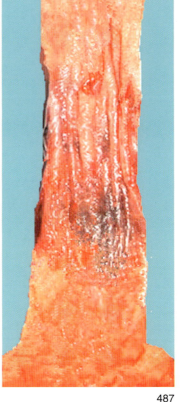

486   487

图484　食管中段中分化早期鳞癌。1.5cm×1.5cm黏膜糜烂灶，侵至黏膜下层，淋巴结转移癌0/12，Ⅰ期。

图485　图484的碘染色后图像。

图486　食管下段中分化早期鳞癌。3.0cm×2.0cm黏膜斑块型病灶，侵至黏膜下层，淋巴结转移癌0/24，Ⅰ期。

图487　食管中段中分化早期鳞癌。一条粗大变形的黏膜皱襞，上下端两处1.0cm×1.0cm糜烂灶，肿瘤侵入黏膜固有层（黏膜内癌），淋巴结转移癌0/9，Ⅰ期。

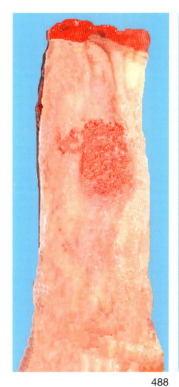

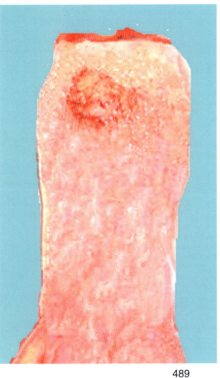

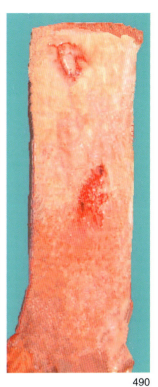

488　　　　　　　　　　489　　　　　　　　　　490

图488　食管中段中分化早期鳞癌。2.5cm×1.5cm黏膜糜烂型病灶，侵及黏膜固有层，淋巴结转移癌0/23，Ⅰ期。

图489　食管中段高分化早期鳞癌。2.5cm×2.0cm黏膜斑块型病灶，侵至黏膜下层，淋巴结转移癌0/23，Ⅰ期。

图490　食管中下段中分化早期鳞癌。标本上下两处病灶，分别为1.2cm×1.0cm和2.5cm×1.0cm斑块和糜烂型病灶，侵至黏膜下层，淋巴结转移癌0/25，Ⅰ期。

图491　食管中段中分化早期鳞癌。4.0cm×3.0cm黏膜糜烂型病灶，侵至黏膜固有层，淋巴结转移癌0/12，Ⅰ期。

图492　食管中段鳞状上皮原位癌。2.0cm×1.5cm黏膜糜烂型病灶，累及黏膜上皮层，淋巴结转移癌0/23，0期。

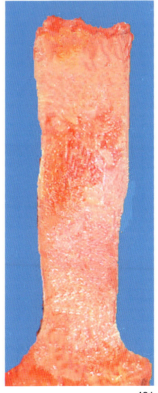

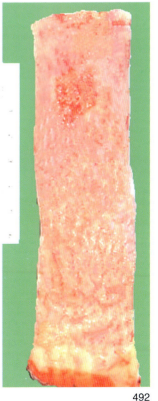

491　　　　　　　　　　492

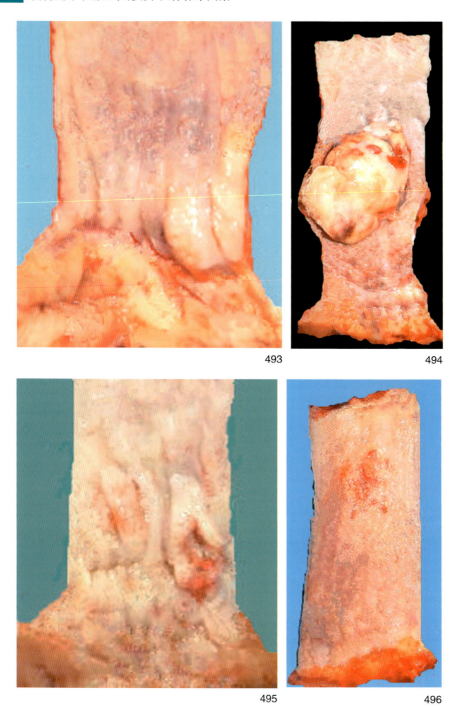

493 494

495 496

　　图 493　食管下端中分化早期鳞癌。1.8cm×1.0cm 黏膜皱襞局部隆起斑块型肿物，侵至黏膜下层，淋巴结转移癌 0/11，Ⅰ期。

　　图 494　食管中下段癌肉瘤。5.0cm×4.0cm 黏膜息肉型肿物，侵至黏膜下层，淋巴结转移癌 0/26，Ⅰ期。

　　图 495　食管下端中分化早期鳞癌。标本下端两处（姊妹灶）黏膜糜烂灶，分别为 1.5cm×1.0cm 和 2.5cm×1.0cm，侵至黏膜下层，淋巴结转移癌 0/24，Ⅰ期。

　　图 496　食管中段中分化早期鳞癌。2.8cm×2.5cm 黏膜糜烂型病灶，侵至黏膜下层，淋巴结转移癌 0/22，Ⅰ期。

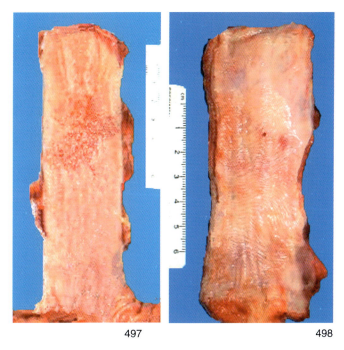

497　　　　　　　　　　　498

图497　食管中段中分化早期鳞癌。4.0cm×2.8cm黏膜糜烂型病灶，侵至黏膜下层，淋巴结转移癌0/24，Ⅰ期。

图498　食管中下段鳞状上皮原位癌。6.0cm×3.0cm，边界清楚、微隆起的斑块样病灶，侵及黏膜上皮层，淋巴结转移癌0/13，0期。

图499　食管中段中分化早期鳞癌。2.5cm×1.5cm黏膜糜烂型病灶，侵至黏膜下层，淋巴结转移癌0/13，Ⅰ期。

图500　食管中段中分化早期鳞癌。4.0cm×2.5cm黏膜糜烂型病灶，侵至黏膜固有层，淋巴结转移癌0/11，Ⅰ期。

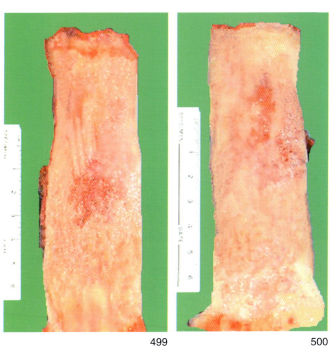

499　　　　　　　　　　　500

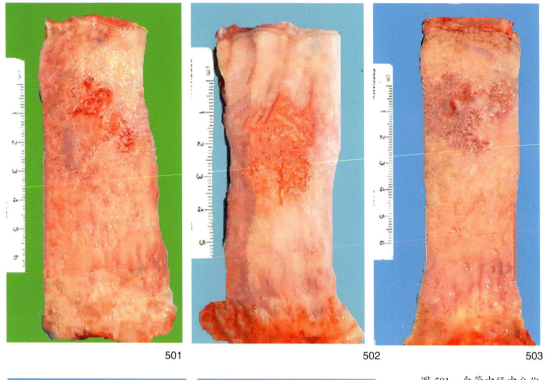

501

502

503

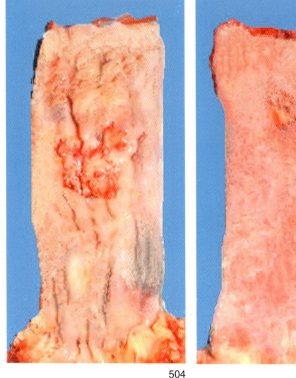

504

505

图 501　食管中段中分化早期鳞癌。2.5cm×2.0cm 黏膜糜烂型病灶，侵至黏膜肌层，淋巴结转移癌 0/30，Ⅰ期。

图 502　食管中段小细胞未分化癌。3.5cm×2.0cm 黏膜糜烂型病灶，侵至黏膜下层，淋巴结转移癌 0/17，Ⅰ期。

图 503　食管中段中分化早期鳞癌。2.5cm 长径、累及全周黏膜的糜烂型病灶，侵至黏膜肌层，淋巴结转移癌 0/51，Ⅰ期。

图 504　食管中段低分化早期鳞癌。标本中部 2.5cm×2.0cm 糜烂型病灶（其上方黏膜粗糙区为重度不典型增生），侵至黏膜下层，淋巴结转移癌 0/9，Ⅰ期。

图 505　食管中段高分化早期鳞癌。1.3cm×1.0cm 黏膜斑块型病灶，侵至黏膜下层，淋巴结转移癌 0/14，Ⅰ期。

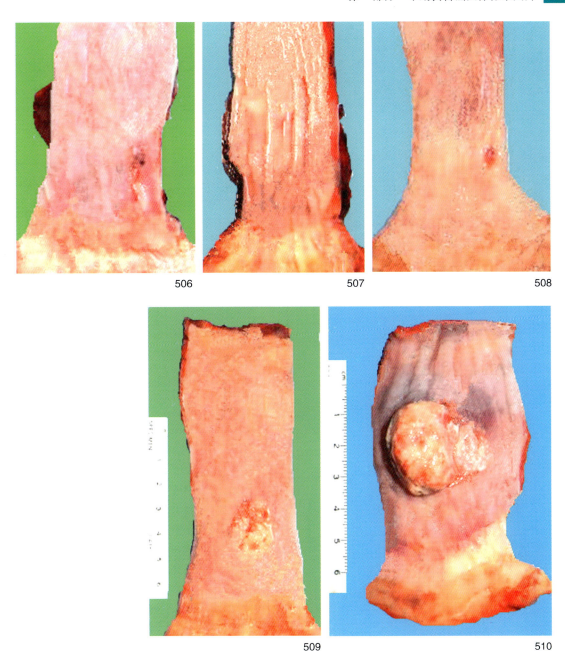

506

507

508

509

510

图506 食管下段中分化早期鳞癌。2.0cm×0.8cm黏膜糜烂型病灶，侵至黏膜固有层，淋巴结转移癌0/9，Ⅰ期。

图507 食管下段鳞状上皮原位癌。4.5cm×3.0cm黏膜皱襞肿胀、变形和糜烂灶，侵及黏膜上皮层，淋巴结转移癌0/11，0期。

图508 食管下段鳞状上皮原位癌。2.0cm×1.5cm区域，周围黏膜肿胀隆起、中央凹陷的糜烂灶，累及黏膜上皮层，淋巴结转移癌0/9，0期。

图509 食管下段中分化早期鳞癌。2.0cm×1.8cm黏膜斑块型病灶，侵至黏膜下层，淋巴结转移癌0/29，Ⅰ期。

图510 食管下段中分化早期鳞癌。3.2cm×3.3cm息肉型病灶，侵至黏膜下层，淋巴结转移癌0/27，Ⅰ期。

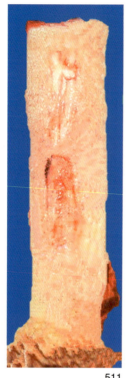

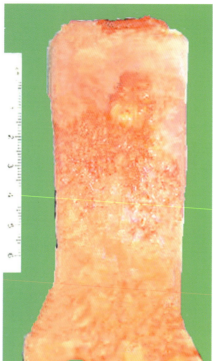

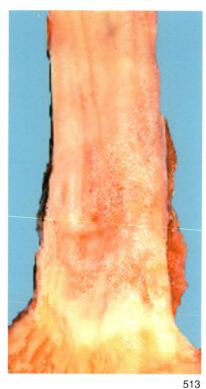

511

512

513

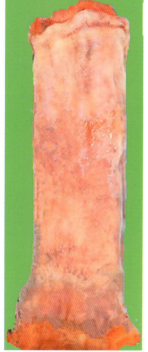

514

图511　食管中下段中分化早期鳞癌。中下段各一处 3.5cm×1.0cm 斑块型病灶，侵至黏膜下层，淋巴结转移癌 0/25，Ⅰ期。

图512　食管中下段中分化早期鳞癌。6.0cm×4.0cm 黏膜糜烂灶区域内有结节灶，侵至黏膜下层，淋巴结转移癌 0/21，Ⅰ期。

图513　食管下段中分化早期鳞癌。4.5cm×3.5cm 黏膜纹理紊乱、糜烂型病灶，侵至黏膜肌层，淋巴结转移癌 0/12，Ⅰ期。

图514　食管中段中分化早期鳞癌。3.0cm×3.0cm 一片暗红色黏膜区域，其间有一小片糜烂灶，侵及黏膜固有层，淋巴结转移癌 0/12，Ⅰ期。

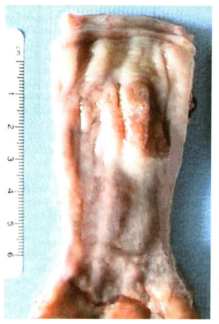
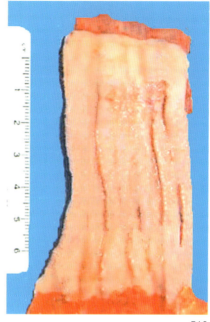
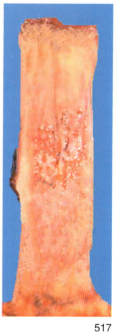

515　　　　　　　　　　　　516　　　　517

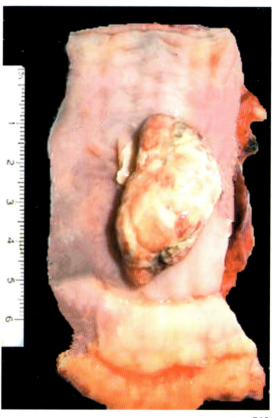

图515　食管中段中低分化早期鳞癌。2.3cm×3.0cm糜烂型病灶，侵至黏膜下层，淋巴结转移癌0/7，Ⅰ期。

图516　食管中段中分化早期鳞癌。1.5cm×2.0cm黏膜糜烂型病灶，侵至黏膜下层，淋巴结转移癌0/25，Ⅰ期。

图517　食管中段中分化早期鳞癌。4.5cm×2.0cm黏膜斑块型病灶，侵至黏膜固有层，淋巴结转移癌0/36，Ⅰ期。

图518　食管下段中低分化早期鳞癌。4.0cm×2.3cm息肉型肿物，侵至黏膜下层，淋巴结转移癌0/32，Ⅰ期。

518

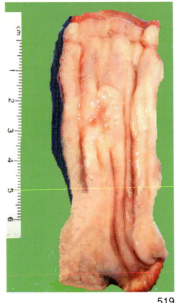 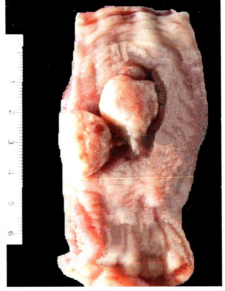 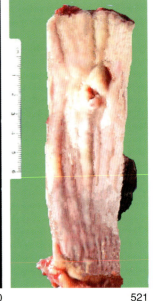

519　　　　　　　　　　　　　520　　　　　　　　　　　　521

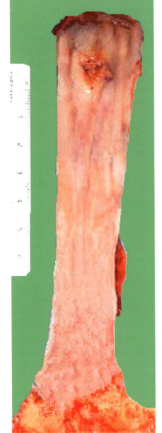

图519　食管中段中分化早期鳞癌。2.0cm×1.5cm黏膜斑块型病灶，侵至黏膜下层，淋巴结转移癌0/18，Ⅰ期。

图520　食管中下段中分化早期鳞癌。3.5cm×3.0cm息肉型肿物（双灶），侵至黏膜下层，淋巴结转移癌0/24，Ⅰ期。

图521　食管中段中低分化早期鳞癌。2.0cm×1.2cm黏膜糜烂型病灶，侵至黏膜下层，淋巴结转移癌0/19，Ⅰ期。

图522　食管上段中分化早期鳞癌。1.8cm×1.0cm黏膜糜烂型病灶，侵至黏膜下层，淋巴结转移癌0/27，Ⅰ期。

522

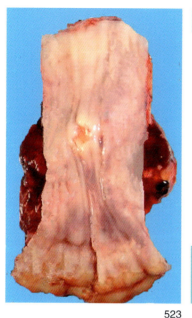
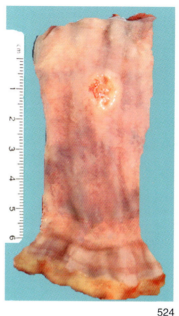
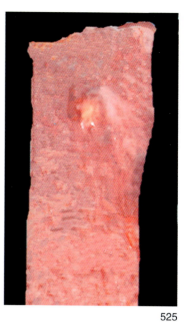

523　　　　　　　　　　　524　　　　　　　　　　　525

图 523　食管下段中分化早期鳞癌。1.5cm×1.4cm 黏膜糜烂型病灶，侵至黏膜下层，淋巴结转移癌 0/47，Ⅰ期。

图 524　食管中段中分化早期鳞癌。1.3cm×1.5cm 黏膜糜烂型病灶，侵及黏膜下层，淋巴结转移癌 0/18，Ⅰ期。

图 525　食管中段中分化早期鳞癌。1.2cm×0.8cm 斑块型病灶，侵至黏膜下层，淋巴结转移癌 0/20，Ⅰ期。

图 526　食管中段高分化早期鳞癌。0.6cm×0.5cm 黏膜糜烂型病灶，侵及黏膜固有层，淋巴结转移癌 0/7，Ⅰ期。

图 527　食管中段中分化早期鳞癌。2.0cm×1.0cm 黏膜糜烂型病灶，侵至黏膜固有层，淋巴结转移癌 0/15，Ⅰ期。

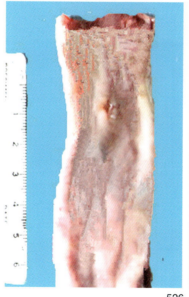
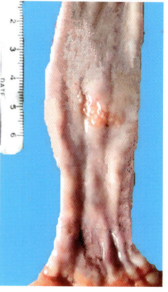

526　　　　　　　　　　　527

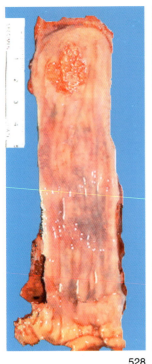

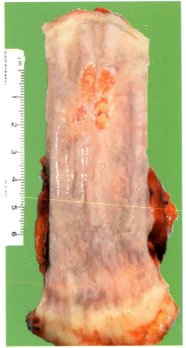

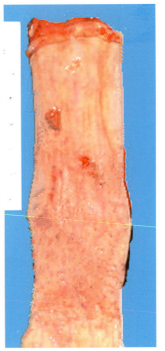

528

529

530

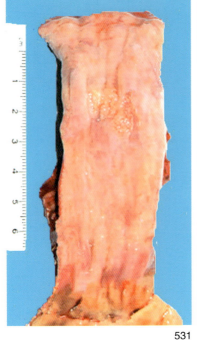

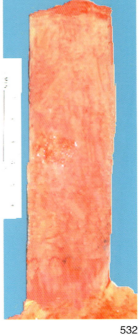

图 528　食管中上段低分化早期鳞癌。2.0cm×1.5cm黏膜糜烂型病灶，侵至黏膜下层，淋巴结转移癌 0/20，Ⅰ期。

图 529　食管中段中分化早期鳞癌。2.5cm×1.5cm黏膜糜烂型病灶，侵至黏膜下层，淋巴结转移癌0/15，Ⅰ期。

图 530　食管中段中分化早期鳞癌。三块直径在 0.5cm 左右的糜烂灶，侵及黏膜固有层，淋巴结转移癌0/7，Ⅰ期。

图 531　食管中段低分化早期鳞癌。1.5cm×1.8cm黏膜糜烂型病灶，侵至黏膜下层，淋巴结转移癌0/15，Ⅰ期。

图 532　食管中段中分化早期鳞癌。1.5cm×1.8cm黏膜糜烂型病灶，侵及黏膜固有层，淋巴结转移癌0/7，Ⅰ期。

531

532

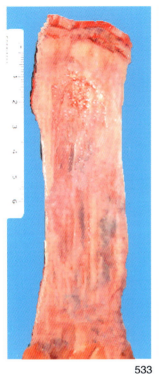
533

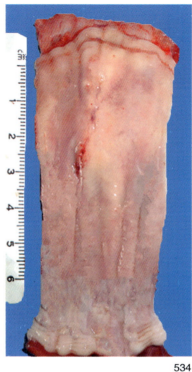
534

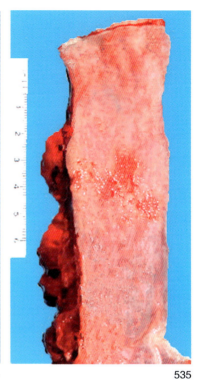
535

图533 食管上段中分化早期鳞癌。1.5cm×1.5cm黏膜糜烂型病灶，侵至黏膜下层，淋巴结转移癌0/15，Ⅰ期。

图534 食管中段中分化早期鳞癌。在黏膜增厚的基础上有3.3cm×0.6cm糜烂灶，侵至黏膜固有层，淋巴结转移癌0/10，Ⅰ期。

图535 食管中段中分化早期鳞癌。2.0cm×3.0cm黏膜糜烂病灶，侵至黏膜下层，淋巴结转移癌0/25，Ⅰ期。

图536 食管上段高分化早期鳞癌。2.0cm×2.0cm周边稍隆起、中央糜烂病灶，侵至黏膜下层，淋巴结转移癌0/12，Ⅰ期。

图537 食管中段中分化早期鳞癌。2.4cm×1.7cm黏膜糜烂型肿物，侵至黏膜下层，淋巴结转移癌0/15，Ⅰ期。

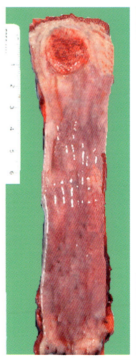
536

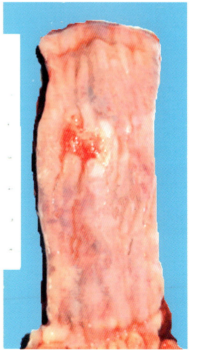
537

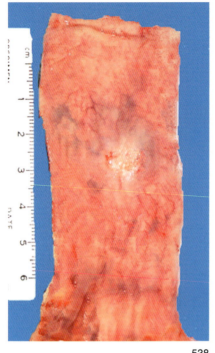
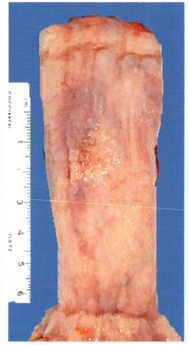
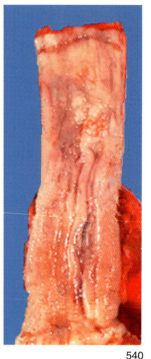

538

539

540

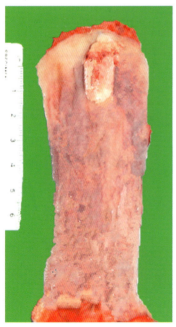
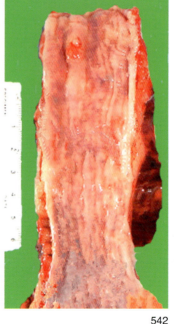

541

542

图538　食管中段中分化早期鳞癌。1.0cm×0.8cm黏膜斑块型病灶，侵至黏膜下层，淋巴结转移癌0/8，Ⅰ期。

图539　食管中段中分化早期鳞癌。2.0cm×1.8cm黏膜糜烂型病灶，侵至黏膜下层，淋巴结转移癌0/15，Ⅰ期。

图540　食管中段高分化早期鳞癌。2.0cm×1.4cm黏膜斑块型病灶，侵至黏膜下层，淋巴结转移癌0/35，Ⅰ期。

图541　食管中段高分化早期鳞癌。2.8cm×1.2cm黏膜息肉状肿物，侵至黏膜下层，淋巴结转移癌0/29，Ⅰ期。

图542　食管中段中分化早期鳞癌。0.7cm×0.5cm黏膜皱襞上的糜烂病灶，侵及黏膜固有层，淋巴结转移癌0/32，Ⅰ期。下段粗糙黏膜病理诊断为中重度不典型增生。

第二部分

中晚期食管癌大体标本图片

（图 543 ~ 图 1063）

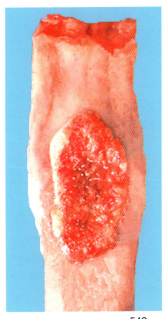
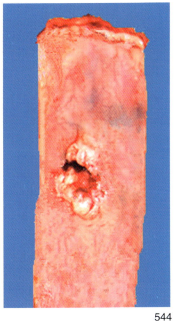
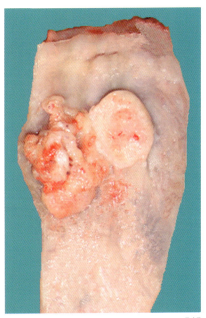

543　　　　　　　　　　　　544　　　　　　　　　　　　545

图 543　食管中段中分化髓质型鳞癌。肿瘤 5.5cm×2.5cm 侵至深肌层，淋巴结转移癌 0/11，Ⅱa 期。

图 544　食管中段高分化髓质型鳞癌。肿瘤 2.5cm×1.5cm 侵至深肌层，淋巴结转移癌 0/26，Ⅱa 期。

图 545　食管中段中分化髓质型鳞癌。肿瘤 3.5cm×3.5cm 侵至深肌层，淋巴结转移癌 1/27，Ⅱb 期。

图 546　食管中段小细胞癌。4.5cm×2.5cm 蕈伞型肿物，侵透肌层达纤维膜，淋巴结转移癌 3/21，Ⅲ期。

图 547　食管中段高分化溃疡型鳞癌。肿瘤 2.2cm×1.2cm 侵透肌层达纤维膜，淋巴结转移癌 0/24，Ⅱa 期。

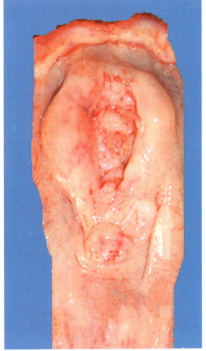
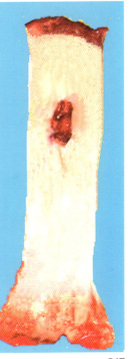

546　　　　　　　　　　547

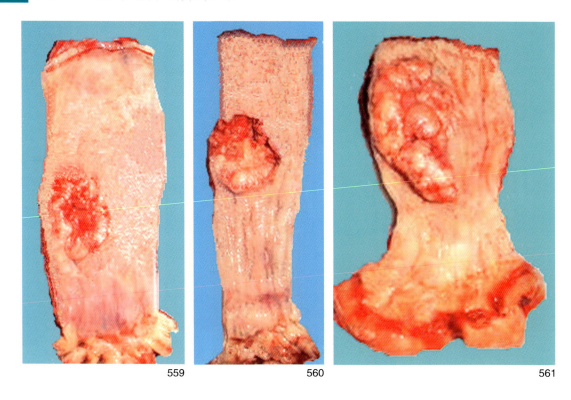

559　　　　　　　　　560　　　　　　　　　561

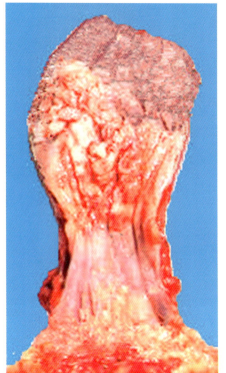

562

　　图 559　食管下段中分化草伞型鳞癌。肿瘤 3.0cm×1.5cm 侵透肌层达纤维膜，淋巴结转移癌4/20，Ⅲ期。

　　图 560　食管中段中分化草伞型鳞癌。肿瘤 3.0cm×2.0cm 侵透肌层达纤维膜，淋巴结转移癌 1/39，Ⅲ期。

　　图 561　食管下段中分化髓质型鳞癌。肿瘤 3.0cm×2.0cm 侵至浅肌层，淋巴结转移癌 0/20，Ⅱa 期。

　　图 562　食管下段中分化髓质型鳞癌。肿瘤 4.5cm×3.5cm 侵透肌层达纤维膜，淋巴结转移癌 2/24，Ⅲ期。

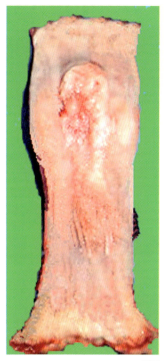
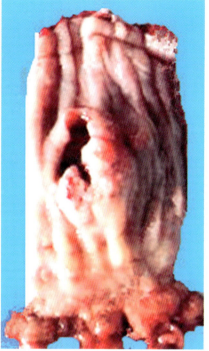
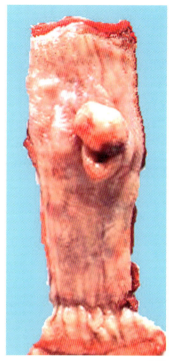

563　　　　　　564　　　　　　565

图563　食管中下段中分化髓质型鳞癌。肿瘤5.0cm×2.0cm侵至深肌层，淋巴结转移癌0/40，Ⅱa期。

图564　食管下段中分化髓质型鳞癌。肿瘤（似树干上的鸟巢状）4.0cm×2.5cm侵至深肌层，淋巴结转移癌1/24，Ⅱb期。

图565　食管中段低分化息肉型鳞癌。肿瘤3.0cm×2.0cm侵至黏膜下层，淋巴结转移癌2/28，Ⅱb期。

图566　食管中段高分化蕈伞型鳞癌。肿瘤3.5cm×2.0cm侵透肌层达纤维膜，淋巴结转移癌0/15，Ⅱa期。

图567　食管中段高分化髓质型鳞癌。肿瘤2.0cm×1.5cm侵至黏膜下层，淋巴结转移癌1/23，Ⅱb期。

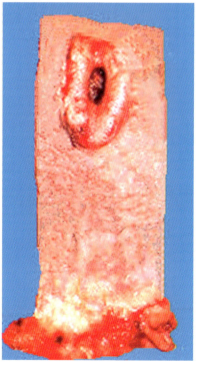
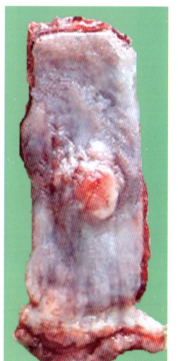

566　　　　　　567

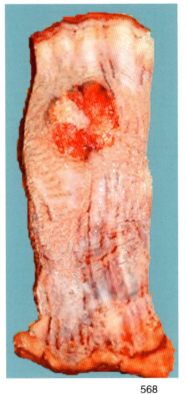

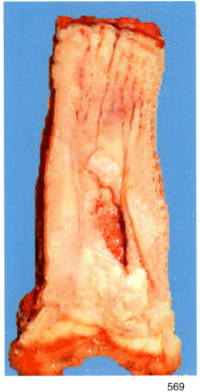

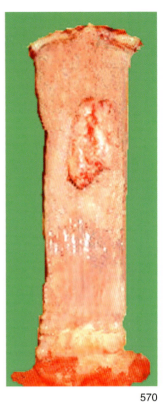

568

569

570

571

图 568　食管中段低分化髓质型鳞癌。肿瘤 2.0cm×2.0cm 侵透肌层达纤维膜，淋巴结转移癌 0/31，Ⅱa 期。

图 569　食管下段中分化溃疡型鳞癌。肿瘤 4.0cm×2.0cm 侵透肌层达纤维膜，淋巴结转移癌 2/43，Ⅲ 期。

图 570　食管中段中分化髓质型鳞癌。肿瘤 3.0cm×2.0cm 侵透肌层达纤维膜，淋巴结转移癌 0/55，Ⅱa 期。

图 571　食管下段中分化蕈伞型鳞癌。肿瘤 5.0cm×3.0cm 侵至深肌层，淋巴结转移癌 1/36，Ⅱb 期。

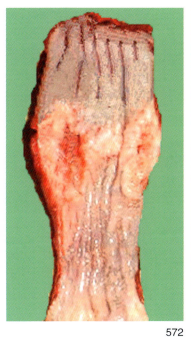

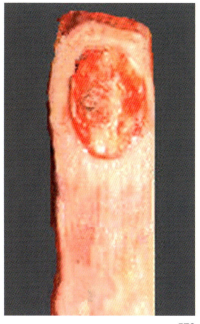

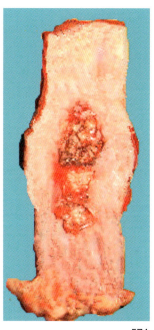

572　　　　　　　　　　　573　　　　　　　　　　　574

图572　食管中段低分化草伞型鳞癌。肿瘤3.5cm×2.0cm侵透肌层达纤维膜，淋巴结转移癌2/43，Ⅲ期。

图573　食管上中段中分化髓质型鳞癌。肿瘤4.0cm×3.0cm侵透肌层达纤维膜，淋巴结转移癌2/13，Ⅲ期。

图574　食管下段低分化溃疡型鳞癌。肿瘤5.0cm×2.0cm侵透肌层达纤维膜，淋巴结转移癌3/36，Ⅲ期。

图575　食管中段中分化溃疡型鳞癌。肿瘤4.0cm×1.5cm侵至深肌层，淋巴结转移癌0/26，Ⅱa期。

图576　食管下段中分化髓质型鳞癌。肿瘤4.0cm×3.5cm侵透肌层达纤维膜，淋巴结转移癌11/32，Ⅲ期。

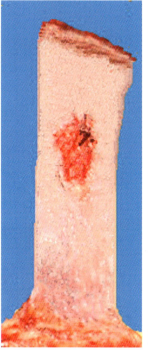

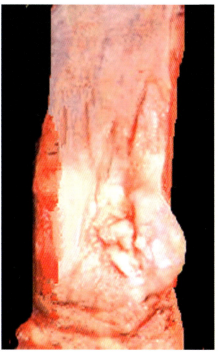

575　　　　　　　　　　　576

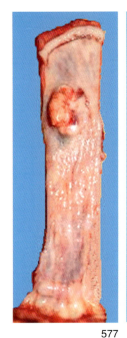
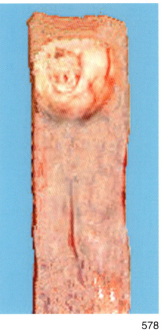
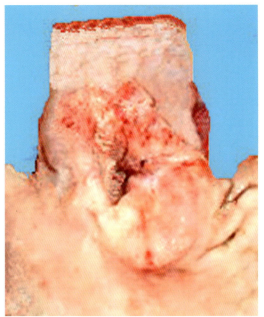

577   578   579

580

图577　食管中上段中分化髓质型鳞癌。肿瘤2.5cm×1.5cm侵至浅肌层，淋巴结转移癌0/22，Ⅱa期。

图578　食管中上段中分化蕈伞型鳞癌。肿瘤2.5cm×2.0cm侵至浅肌层，淋巴结转移癌1/14，Ⅱb期。

图579　食管下段低分化髓质型鳞癌。肿瘤5.0cm×3.5cm侵透肌层达纤维膜，累及食管胃交界线，淋巴结转移癌0/30，Ⅱa期。

图580　食管下端中分化髓质型鳞癌。肿瘤6.0cm×6.0cm侵透肌层达纤维膜，累及食管胃交界线，淋巴结转移癌0/28，Ⅱa期。

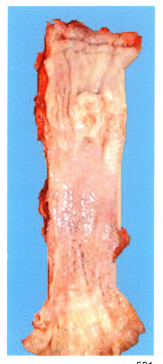

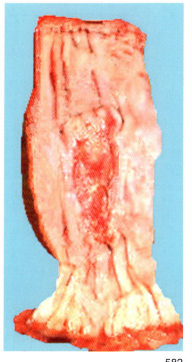

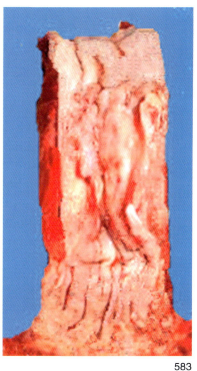

581

582

583

图581　食管中段高分化髓质型鳞癌。肿瘤 2.0cm×1.5cm 侵至深肌层，淋巴结转移癌0/23，Ⅱa期。

图582　食管下段高分化蕈伞型鳞癌。肿瘤 5.0cm×1.5cm 侵透肌层达纤维膜，淋巴结转移癌 3/24，Ⅲ期。

图583　食管中下段高分化髓质型鳞癌。肿瘤 5.0cm×3.5cm 侵透肌层达纤维膜，淋巴结转移癌1/23，Ⅲ期。

图584　食管下段中分化溃疡型鳞癌。肿瘤 3.0cm×1.0cm 侵透肌层达纤维膜（溃疡底部为坏死组织，有穿孔征象），淋巴结转移癌6/14，Ⅲ期。

图585　食管下段中分化髓质型鳞癌。肿瘤 3.5cm×2.0cm 侵透肌层达纤维膜，淋巴结转移癌0/17，Ⅱa期。

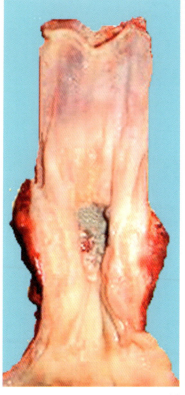

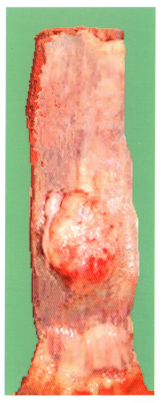

584

585

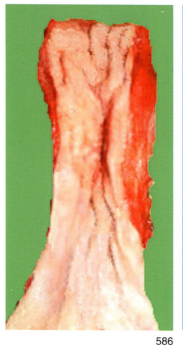

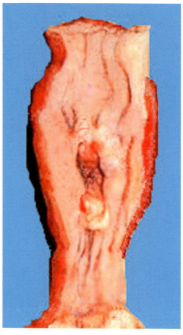

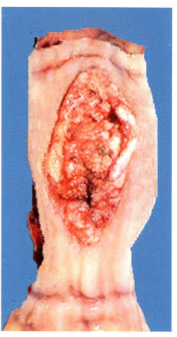

586

587

588

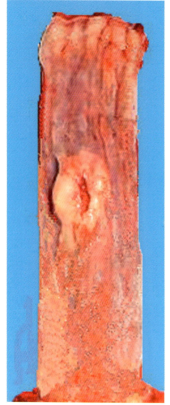

589

图 586 食管中段中分化缩窄型鳞癌。肿瘤 3.5cm×1.0cm 侵透肌层达纤维膜，淋巴结转移癌 10/21，Ⅲ 期。

图 587 食管中下段中分化蕈伞型鳞癌。肿瘤 3.5cm×1.5cm 侵透肌层达纤维膜，淋巴结转移癌 1/27，Ⅲ 期。

图 588 食管中下段中分化蕈伞型鳞癌。肿瘤 7.0cm×3.0cm 侵透肌层达纤维膜，淋巴结转移癌 0/22，Ⅱa 期。

图 589 食管中段中分化蕈伞型鳞癌。肿瘤 2.0cm×1.5cm 侵透肌层达纤维膜，淋巴结转移癌 3/25，Ⅲ 期。

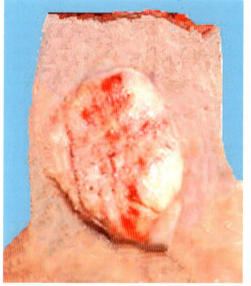
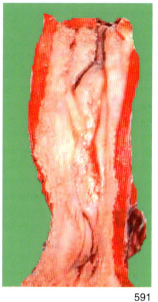

590　　　　　　　　　　591

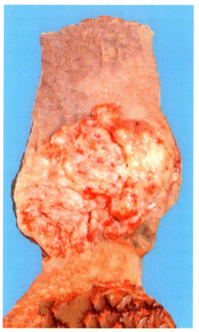
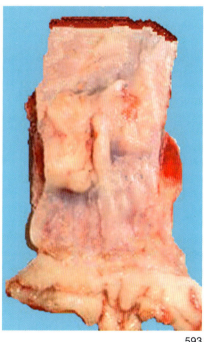

592　　　　　　　　　　593

　　图590　食管下段高分化髓质型鳞癌。肿瘤4.5cm×3.0cm侵透肌层达纤维膜，淋巴结转移癌2/29，Ⅲ期。

　　图591　食管中下段中分化髓质型鳞癌。肿瘤4.5cm×2.5cm侵透肌层达纤维膜，淋巴结转移癌0/15，Ⅱa期。

　　图592　食管下段高分化髓质型鳞癌。肿瘤6.0cm×4.5cm侵透肌层达纤维膜，淋巴结转移癌1/49，Ⅲ期。

　　图593　食管下段高分化髓质型鳞癌。肿瘤2.5cm×2.5cm侵至黏膜下层，淋巴结转移癌1/19，Ⅱb期。

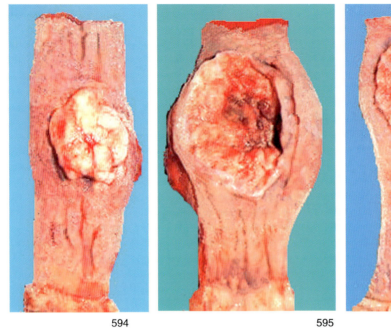
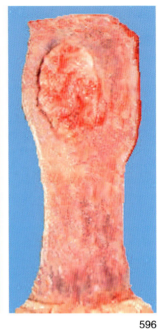

594　　　　　　　　595　　　　　　　　596

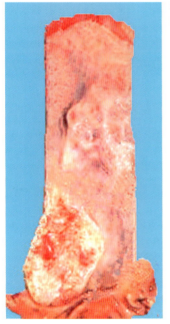
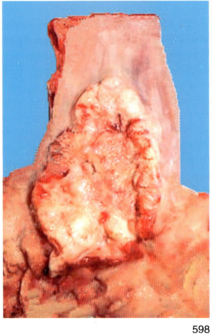

597　　　　　　　　598

图594　食管中段中分化髓质型鳞癌。肿瘤4.0cm×3.0cm侵至深肌层，淋巴结转移癌11/24，Ⅱb期。

图595　食管中段中分化草伞型鳞癌。肿瘤5.5cm×3.5cm侵透肌层达纤维膜，淋巴结转移癌0/55，Ⅱa期。

图596　食管中段中分化髓质型鳞癌。肿瘤3.5cm×2.0cm侵至深肌层，淋巴结转移癌1/20，Ⅱb期。

图597　食管下段中分化髓质型鳞癌。肿瘤5.0cm×3.0cm侵至深肌层，淋巴结转移癌4/19，Ⅱb期（上方病灶为壁内转移灶）。

图598　食管下段中分化草伞型鳞癌。肿瘤6.0cm×4.0cm侵透肌层达纤维膜，并越过食管胃交界线。淋巴结转移癌12/44，Ⅲ期。

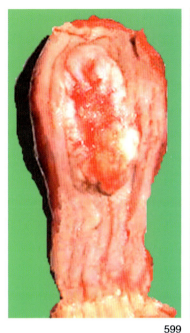
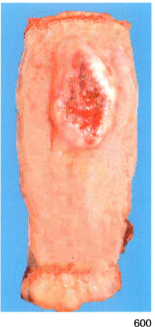
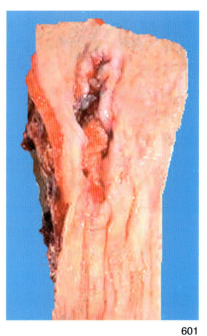

599　　　　　　　　　　600　　　　　　　　　　601

图599　食管中段中分化髓质型鳞癌。肿瘤5.0cm×3.0cm侵透肌层达纤维膜，淋巴结转移癌1/40，Ⅲ期。

图600　食管中段高分化蕈伞型鳞癌。肿瘤3.5cm×2.0cm侵透肌层达纤维膜，淋巴结转移癌0/14，Ⅱa期。

图601　食管中段中分化溃疡型鳞癌。肿瘤5.0cm×2.0cm侵透肌层达纤维膜，淋巴结转移癌5/18，Ⅲ期。

图602　食管中下段低分化髓质型鳞癌。肿瘤4.0cm×1.5cm侵透肌层达纤维膜，淋巴结转移癌1/14，Ⅲ期。

图603　食管中下段髓质型恶性肿瘤。肿物5.0cm×4.0cm侵透肌层达纤维膜，淋巴结转移癌0/25，Ⅱa期。

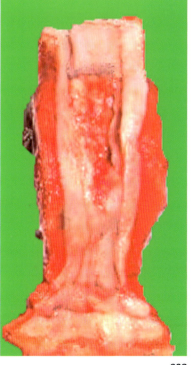
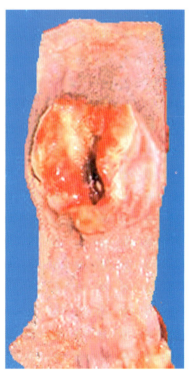

602　　　　　　　　　　603

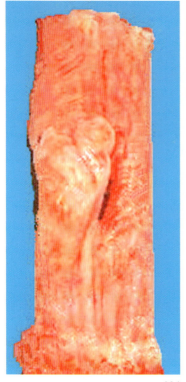
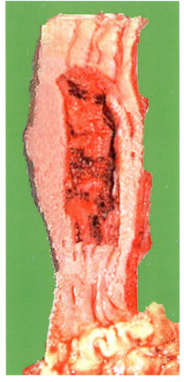
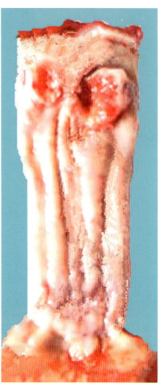

604 605 606

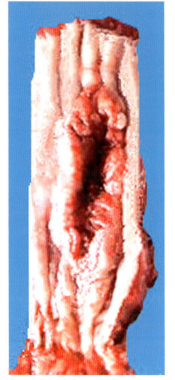

607

　　图604　食管中段髓质型小细胞癌。肿瘤3.5cm×2.0cm侵透肌层达纤维膜，淋巴结转移癌4/25，Ⅲ期。

　　图605　食管中下段中分化溃疡型鳞癌。肿瘤7.0cm×3.0cm侵透肌层达纤维膜，淋巴结转移癌0/26，Ⅱa期。

　　图606　食管中段低分化髓质型鳞癌。肿瘤（姊妹灶）3.0cm×2.0cm侵至浅肌层，淋巴结转移癌0/32，Ⅱa期。

　　图607　食管中下段中分化蕈伞型鳞癌。肿瘤7.5cm×3.0cm侵透肌层达纤维膜，淋巴结转移癌0/45，Ⅱa期。

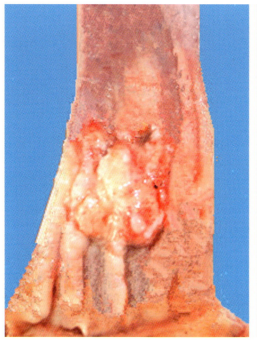
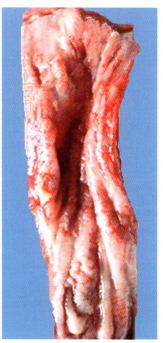

608　　　　　　　　　　609

图608　食管下段中分化髓质型鳞癌。肿瘤3.0cm×2.0cm侵透肌层达纤维膜，淋巴结转移癌9/32，Ⅲ期。

图609　食管中段低分化髓质型鳞癌。肿瘤10.0cm×3.5cm侵透肌层达纤维膜，淋巴结转移癌16/43，Ⅲ期。

图610　食管中上段中分化蕈伞型鳞癌。肿瘤3.0cm×1.0cm侵透肌层达纤维膜，淋巴结转移癌0/22，Ⅱa期。

图611　食管中上段低分化蕈伞型鳞癌。肿瘤4.2cm×2.5cm侵透肌层达纤维膜，淋巴结转移癌1/31，Ⅲ期。

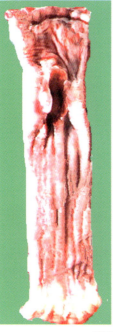
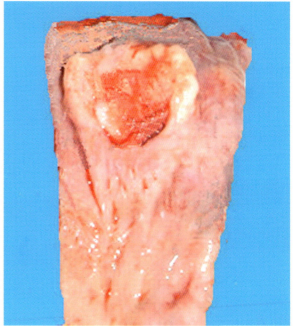

610　　　　　　　　　　611

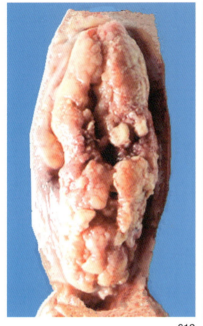
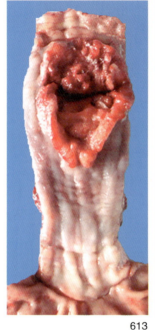
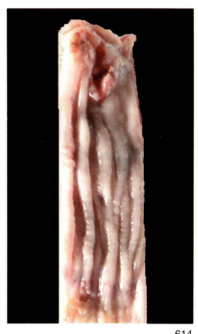

612 613 614

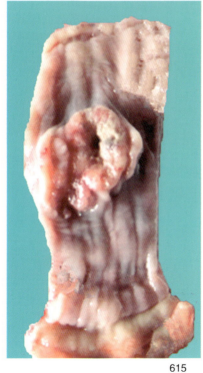
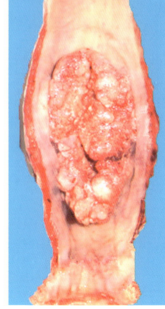

615 616

图612　食管中下段中分化髓质型鳞癌。肿瘤13.0cm×5.0cm侵透肌层达纤维膜，淋巴结转移癌0/28，Ⅱa期。

图613　食管中段中分化蕈伞型鳞癌。肿瘤6.5cm×4.0cm侵透肌层达纤维膜，淋巴结转移癌0/30，Ⅱa期。

图614　食管上段中分化蕈伞型鳞癌。肿瘤3.0cm×2.5cm侵透肌层达纤维膜，上切缘净，但安全线不够，淋巴结转移癌0/16，Ⅱa期。标本下端的病灶，病理为黏膜内癌。

图615　食管中下段中分化髓质型鳞癌。肿瘤3.5cm×3.5cm侵至浅肌层，淋巴结转移癌2/33，Ⅱb期。

图616　食管中下段低分化髓质型鳞癌。肿瘤7.5cm×3.0cm侵透肌层达纤维膜，淋巴结转移癌0/26，Ⅱa期。

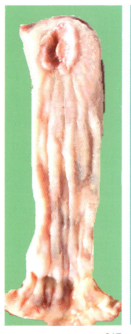
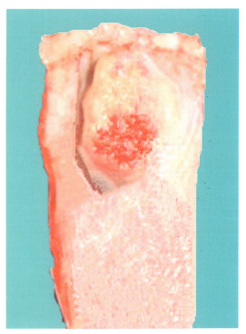

617 618

图 617 食管上段中分化蕈伞型鳞癌。肿瘤 2.0cm×2.0cm 侵至浅肌层，上切缘净，但安全线不够。淋巴结转移癌 0/21，Ⅱa 期。

图 618 食管中上段髓质型小细胞癌。肿瘤 3.0cm×2.5cm 侵至浅肌层，淋巴结转移癌 2/31，Ⅱb 期。

图 619 食管中段中分化蕈伞型鳞癌。肿瘤 4.0cm×2.0cm 侵透肌层达纤维膜，淋巴结转移癌 0/35，Ⅱa 期。

图 620 食管中上段中分化髓质型鳞癌。肿瘤 3.0cm×2.0cm 侵透肌层达纤维膜，淋巴结转移癌 2/21，Ⅲ 期。

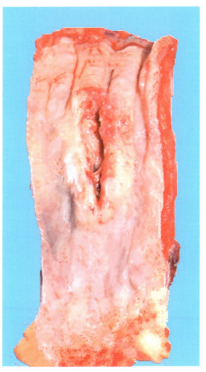
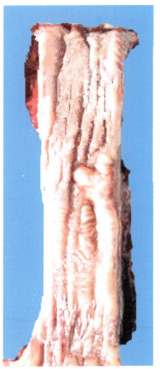

619 620

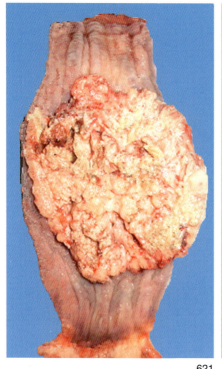
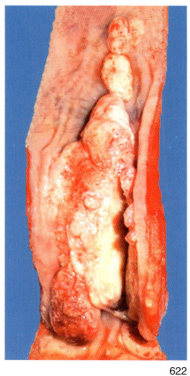
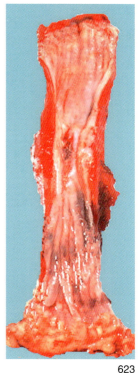

621   622   623

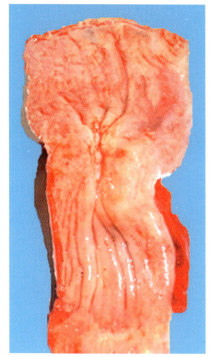

图621 食管中下段中分化髓质型鳞癌。肿瘤（饼状）8.5cm×6.5cm侵透肌层达纤维膜，淋巴结转移癌1/29，Ⅲ期。

图622 食管中下段中分化髓质型鳞癌。肿瘤14.0cm×2.5cm侵透肌层达纤维膜（腔内延伸），淋巴结转移癌6/26，Ⅲ期。

图623 食管中段中分化缩窄型鳞癌。肿瘤2.5cm×1.0cm侵透肌层达纤维膜，淋巴结转移癌0/21，Ⅱa期。

图624 食管中段中分化缩窄型鳞癌。肿瘤3.2cm×2.0cm侵透肌层达纤维膜，淋巴结转移癌0/24，Ⅱa期。

624

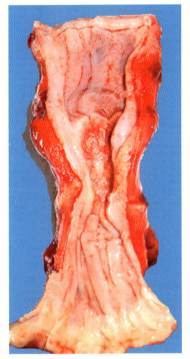

625

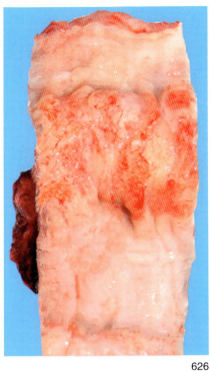

626

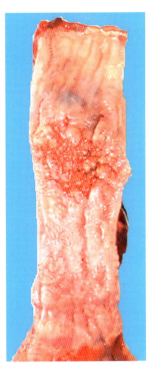

627

图 625　食管中段中分化缩窄型鳞癌。肿瘤 3.5cm×1.5cm 侵透肌层达纤维膜，淋巴结转移癌 2/19，Ⅲ 期。

图 626　食管中段低分化髓质型鳞癌。肿瘤 4.5cm 长，累及全周黏膜，侵至浅肌层，淋巴结转移癌 9/29，Ⅱ b 期。

图 627　食管中段中分化髓质型鳞癌。肿瘤 3.0cm×3.0cm 侵至黏膜下层，淋巴结转移癌 2/33，Ⅱ b 期。

图 628　食管中段中分化缩窄型鳞癌。肿瘤 5.0cm×2.0cm 侵透肌层达纤维膜，淋巴结转移癌 2/18，Ⅲ 期。

图 629　食管中下段高分化蕈伞型鳞癌。肿瘤 4.5cm×2.5cm 侵透肌层达纤维膜，淋巴结转移癌 8/19，Ⅲ 期。

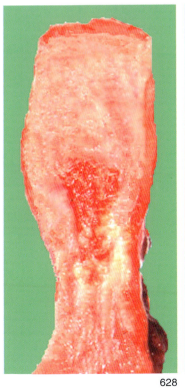

628

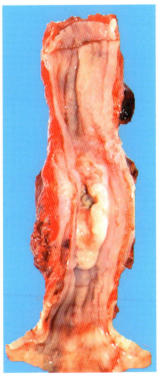

629

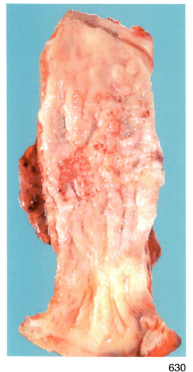
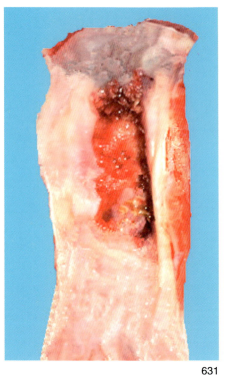

630　　　　　　　　　　　631

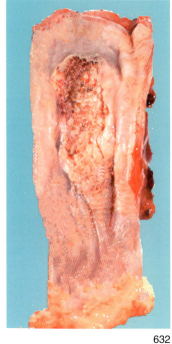
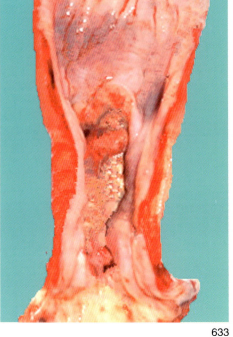

632　　　　　　　　　　　633

图630　食管中段低分化髓质型鳞癌。肿瘤6.5cm长，累及全周黏膜，侵透肌层达纤维膜，淋巴结转移癌3/13，Ⅲ期。

图631　食管中段中分化溃疡型鳞癌。肿瘤4.0cm×2.0cm侵透肌层达纤维膜，淋巴结转移癌0/25，Ⅱa期。

图632　食管中段高分化髓质型鳞癌。肿瘤5.0cm×2.5cm侵透肌层达纤维膜，淋巴结转移癌0/25，Ⅱa期。

图633　食管下段低分化缩窄型鳞癌。肿瘤5.5cm×2.0cm侵透肌层达纤维膜，淋巴结转移癌3/33，Ⅲ期。

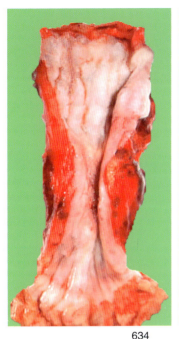
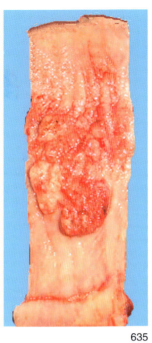
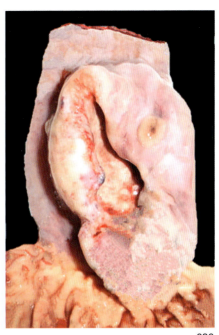

634   635   636

图634　食管下段高分化缩窄型鳞癌。肿瘤4.0cm×2.0cm侵透肌层达纤维膜，淋巴结转移癌1/37，Ⅲ期。

图635　食管中段中分化髓质型鳞癌。肿瘤5.0cm×3.0cm侵至深肌层，淋巴结转移癌0/33，Ⅱa期。

图636　食管中下段息肉型恶性肿瘤。肿瘤10.0cm×4.5cm侵至深肌层，淋巴结转移癌13/45，Ⅱb期。

图637　食管中段中分化髓质型鳞癌。肿瘤（饼状）8.5cm×3.5cm侵透肌层达纤维膜，淋巴结转移癌0/18，Ⅱa期。

图638　食管上中段中分化髓质型鳞癌。肿瘤(标本中段)5.0cm×1.5cm侵透肌层达纤维膜，淋巴结转移癌7/33，Ⅲ期。标本上端的病灶，病理：黏膜内癌。

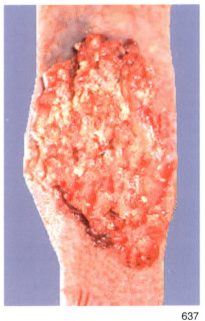
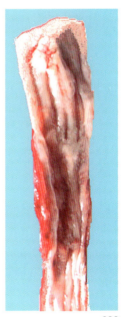

637   638

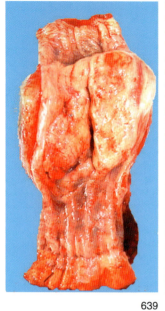
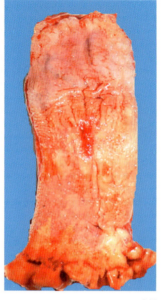
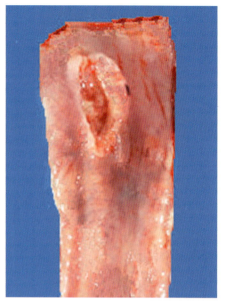

639　　　　　　　　640　　　　　　　　　　　　　641

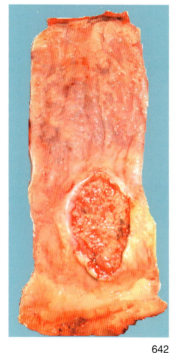
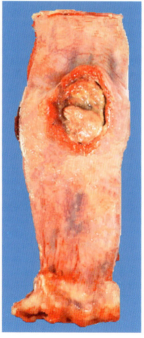

642　　　　　　　　643

图639　食管中段低分化髓质型鳞癌。肿瘤7.0cm×6.0cm侵透肌层达纤维膜，淋巴结转移癌4/59，Ⅲ期。

图640　食管中段中分化髓质型鳞癌。肿瘤5.5cm×4.0cm侵透肌层达纤维膜，淋巴结转移癌6/22，Ⅲ期。

图641　食管中段低分化蕈伞型鳞癌。肿瘤3.5cm×2.0cm侵透肌层达纤维膜，淋巴结转移癌0/15，Ⅱa期。

图642　食管下段高分化蕈伞型鳞癌。肿瘤4.0cm×2.5cm侵透肌层达纤维膜，淋巴结转移癌0/28，Ⅱa期。

图643　食管中上段低分化蕈伞型鳞癌。肿瘤4.0cm×2.5cm侵透肌层达纤维膜，淋巴结转移癌2/41，Ⅲ期。

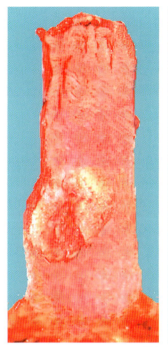
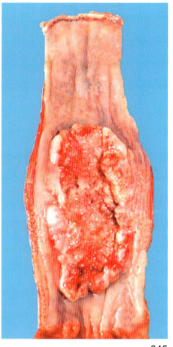
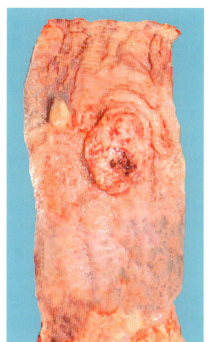

644　　　　　　　　　　645　　　　　　　　　　646

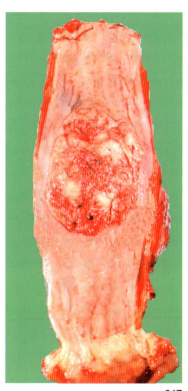

　　图644　食管下段低分化蕈伞型鳞癌。肿瘤3.5cm×2.5cm侵至深肌层，淋巴结转移癌3/27，Ⅱb期。

　　图645　食管中下段低分化蕈伞型鳞癌。肿瘤8.0cm×3.0cm侵透肌层达纤维膜，淋巴结转移癌0/39，Ⅱa期。

　　图646　食管中段中分化髓质型鳞癌。肿瘤3.5cm×2.5cm侵至浅肌层，淋巴结转移癌1/21，Ⅱb期。

　　图647　食管中段中分化髓质型鳞癌。肿瘤5.0cm×4.0cm侵透肌层达纤维膜，淋巴结转移癌3/40，Ⅲ期。

647

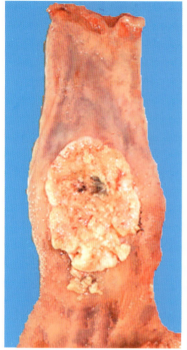 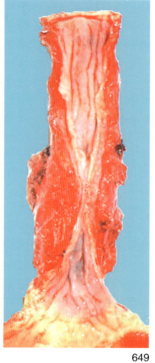 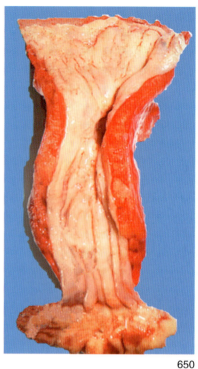

648　　　　　　　　　　649　　　　　　　　　　650

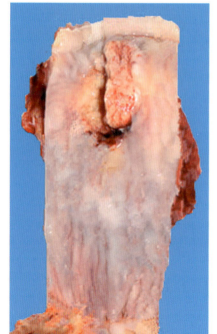 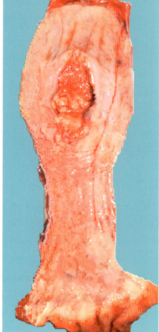

651　　　　　　　　　　652

图648　食管下段中分化髓质型鳞癌。肿瘤4.5cm×3.0cm侵透肌层达纤维膜，淋巴结转移癌0/63，Ⅱa期。

图649　食管下段缩窄型腺鳞癌。肿瘤4.5cm×2.0cm侵透肌层达纤维膜，淋巴结转移癌0/18，Ⅱa期。

图650　食管中段中分化缩窄型鳞癌。肿瘤4.0cm×1.5cm侵透肌层达纤维膜，淋巴结转移癌0/40，Ⅱa期。

图651　食管中段高分化髓质型鳞癌。肿瘤3.0cm×1.8cm侵透肌层达纤维膜，淋巴结转移癌0/17，Ⅱa期。

图652　食管中段中分化蕈伞型鳞癌。肿瘤4.0cm×2.0cm侵透肌层达纤维膜，淋巴结转移癌5/31，Ⅲ期。

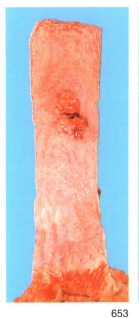
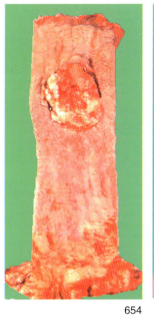
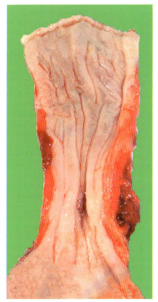
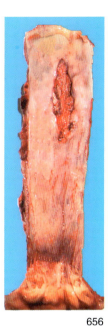

653　　　　　　　　　654　　　　　　　　　655　　　　　　　　　656

　　图653　食管中段中分化髓质型鳞癌。肿瘤2.0cm×1.4cm侵至浅肌层，淋巴结转移癌1/29，Ⅱb期。

　　图654　食管中段中分化髓质型鳞癌。肿瘤3.0cm×2.0cm侵透肌层达纤维膜，淋巴结转移癌0/22，Ⅱa期。

　　图655　食管下段中分化缩窄型鳞癌。肿瘤4.0cm×2.0cm侵透肌层达纤维膜，淋巴结转移癌17/25，Ⅲ期。

　　图656　食管中段中分化溃疡型鳞癌。肿瘤4.3cm×1.5cm侵透肌层达纤维膜，淋巴结转移癌0/23，Ⅱa期。

　　图657　食管中段中低分化髓质型鳞癌。肿瘤5.0cm×3.0cm侵透肌层达纤维膜，淋巴结转移癌14/28，Ⅲ期。

　　图658　食管下段中分化髓质型鳞癌。肿瘤6.0cm长（瀑布状），累及全周黏膜，侵透肌层达纤维膜，淋巴结转移癌19/27，Ⅲ期。

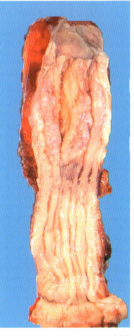
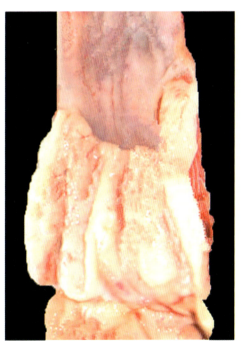

657　　　　　　　　　　　　　　　　658

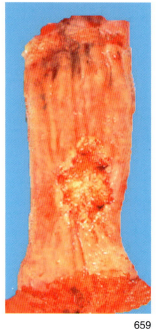
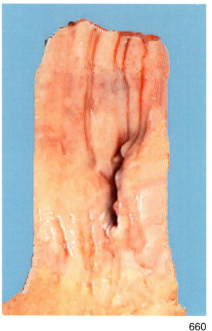
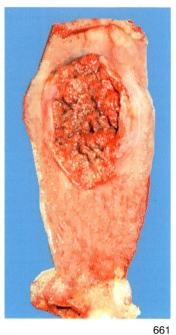

659   660   661

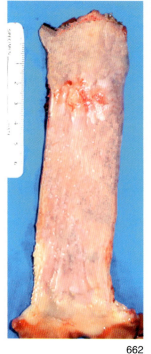
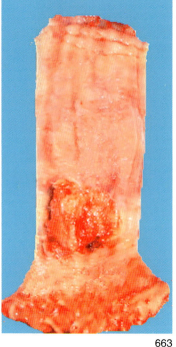

662   663

图 659　食管下段中分化溃疡型（食管）腺癌。肿瘤 2.5cm×1.8cm 侵透肌层达纤维膜，淋巴结转移癌 0/43，Ⅱa 期。

图 660　食管下段低分化溃疡型鳞癌。肿瘤 4.0cm×1.0cm 侵透肌层达纤维膜，淋巴结转移癌 0/36，Ⅱa 期。

图 661　食管中段中分化蕈伞型鳞癌。肿瘤 5.0cm×3.0cm 侵透肌层达纤维膜，淋巴结转移癌 0/38，Ⅱa 期。

图 662　食管中上段高分化缩窄型鳞癌。肿瘤 1.8cm×3.0cm 侵透肌层达纤维膜，淋巴结转移癌 2/19，Ⅲ期。

图 663　食管下段中分化髓质型鳞癌。肿瘤 3.0cm×3.0cm 侵透肌层达纤维膜，淋巴结转移癌 0/24，Ⅱa 期。

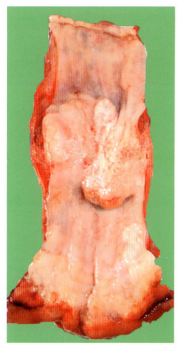

664

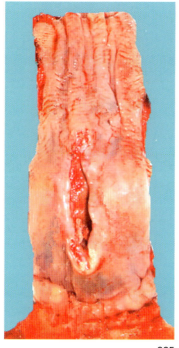

665

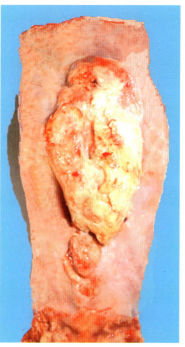

666

图 664　食管中段中分化髓质型鳞癌。肿瘤4.0cm×4.0cm侵透肌层达纤维膜，淋巴结转移癌2/23，Ⅲ期

图 665　食管下段中分化蕈伞型鳞癌。肿瘤5.0cm×2.0cm侵透肌层达纤维膜，淋巴结转移癌0/59，Ⅱa期

图 666　食管中下段中分化髓质型鳞癌。肿瘤9.0cm×4.0cm侵至深肌层，淋巴结转移癌3/36，Ⅱb期。

图 667　食管中下段中分化髓质型鳞癌。肿瘤6.5cm×5.0cm侵透肌层达纤维膜，淋巴结转移癌7/61，Ⅲ期。

图 668　食管中段中分化髓质型鳞癌。肿瘤4.0cm×2.5cm侵至深肌层，淋巴结转移癌3/15，Ⅱb期。

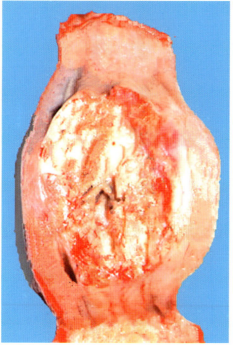

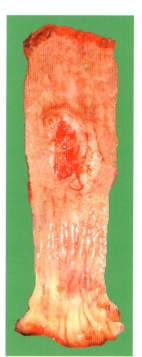

667

668

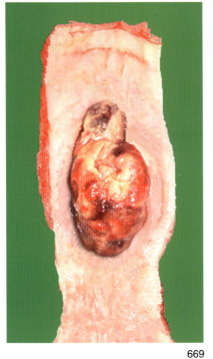
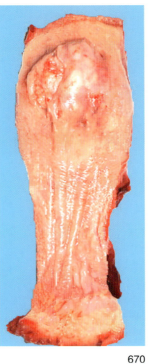
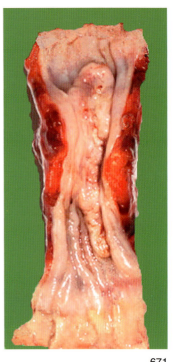

669
670
671

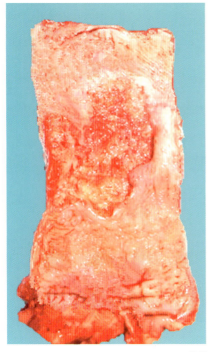
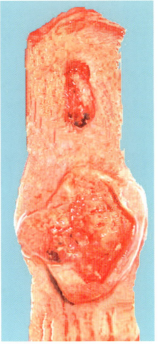

672
673

图 669　食管中段中分化息肉型鳞癌。肿瘤（似母婴哺乳相）4.5cm×2.5cm 侵至浅肌层，淋巴结转移癌 0/27，Ⅱa 期。

图 670　食管中上段中分化髓质型鳞癌。肿瘤 4.0cm×3.5cm 侵透肌层达纤维膜，淋巴结转移癌 0/34，Ⅱa 期。

图 671　食管中段高分化缩窄型鳞癌。肿瘤 7.0cm×1.5cm 侵透肌层达纤维膜，淋巴结转移癌 1/16，Ⅲ 期。

图 672　食管中段中分化溃疡型鳞癌。肿瘤 5.0cm×4.0cm 侵透肌层达纤维膜，淋巴结转移癌 1/34，Ⅲ 期。

图 673　食管下段中分化髓质型鳞癌。肿瘤 5.2cm×4.5cm 侵透肌层达纤维膜，淋巴结转移癌 9/53，Ⅲ 期。其上方病灶为壁内转移。

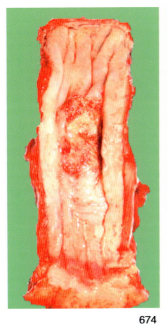
674

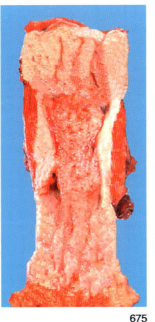
675

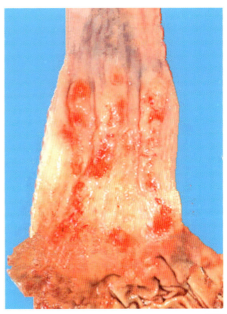
676

图674　食管中段中分化草伞型鳞癌。肿瘤4.0cm×2.0cm侵透肌层达纤维膜，淋巴结转移癌0/16，Ⅱa期。

图675　食管中段中分化髓质型鳞癌。肿瘤4.5cm×2.5cm侵透肌层达纤维膜，淋巴结转移癌0/12，Ⅱa期。

图676　食管下段低分化腺癌（Barrett食管）。肿瘤6.0cm×3.0cm侵透肌层达纤维膜，淋巴结转移癌11/28，Ⅲ期。

图677　食管中下段中低分化草伞型鳞癌。肿瘤8.0cm×4.0cm侵透肌层达纤维膜，淋巴结转移癌0/31，Ⅱa期。

图678　食管中段中分化溃疡型鳞癌。肿瘤5.0cm×2.5cm侵透肌层达纤维膜，淋巴结转移癌7/36，Ⅲ期。下段病灶为壁内转移。

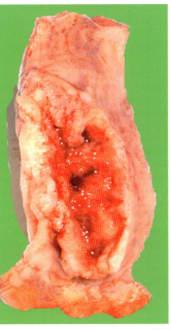
677

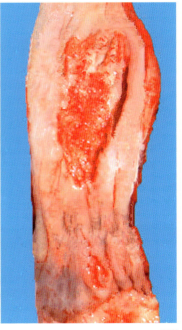
678

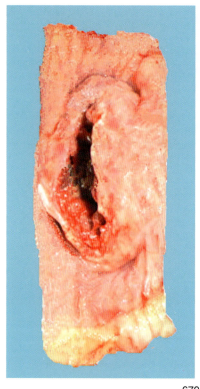
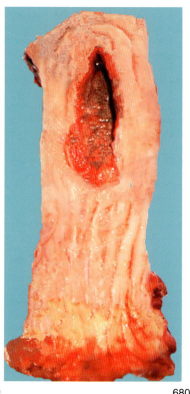
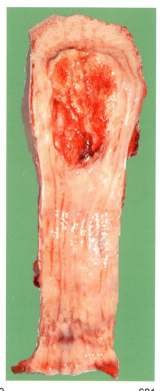

679   680   681

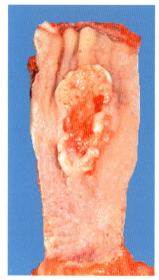
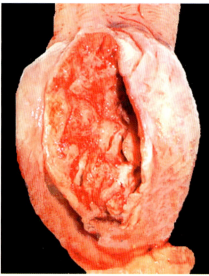

682   683

图679　食管中下段高中分化髓质型鳞癌。肿瘤6.0cm×3.0cm侵透肌层达纤维膜，淋巴结转移癌0/37，Ⅱa期。

图680　食管中段中分化溃疡型鳞癌。肿瘤5.0cm×2.0cm侵透肌层达纤维膜，淋巴结转移癌0/17，Ⅱa期。

图681　食管中上段中分化髓质型鳞癌。肿瘤4.0cm×2.5cm侵透肌层达纤维膜，淋巴结转移癌4/36，Ⅲ期。

图682　食管中段中分化蕈伞型鳞癌。肿瘤3.5cm×1.8cm侵透肌层达纤维膜，淋巴结转移0/45，Ⅱa期。

图683　食管中下段中分化髓质型鳞癌。肿瘤9.0cm×8.0cm侵透肌层达纤维膜，淋巴结转移癌9/30，Ⅲ期。

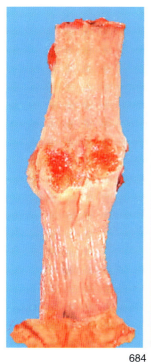
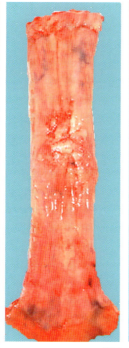
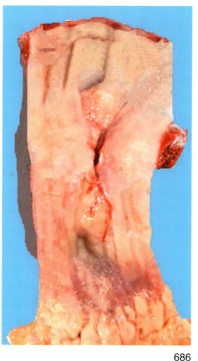

684　　　　　685　　　　　　686

图684　食管中段中分化髓质型鳞癌。肿瘤2.0cm×3.0cm侵透肌层达纤维膜，淋巴结转移癌1/28，Ⅲ期。

图685　食管中段中分化髓质型鳞癌。肿瘤2.5cm×2.0cm侵至浅肌层，淋巴结转移癌0/49，Ⅱa期。

图686　食管下段中分化缩窄型鳞癌。肿瘤4.5cm×1.0cm侵透肌层达纤维膜，淋巴结转移癌4/21，Ⅲ期。

图687　食管中段中分化髓质型鳞癌。肿瘤4.0cm×3.0cm侵透肌层达纤维膜。淋巴结转移癌10/48，Ⅲ期。

图688　食管中下段低分化髓质型鳞癌。肿瘤（呈螃蟹状）3.6cm×2.0cm侵至深肌层，淋巴结转移癌0/19，Ⅱa期。

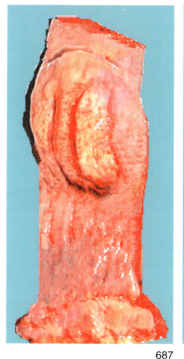
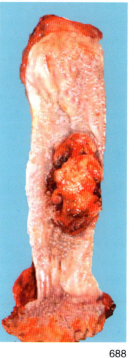

687　　　　　688

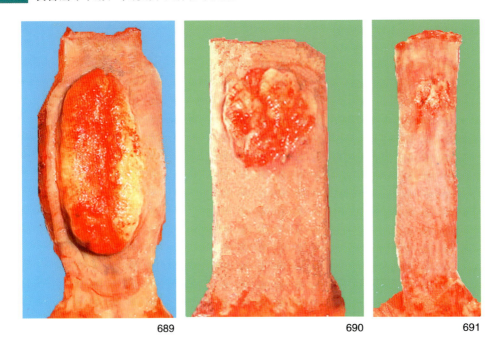

689   690   691

图 692～图 729 为 19 例碘染色图片

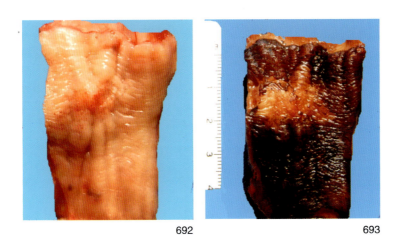

692   693

图 689　食管中下段低分化髓质型鳞癌。肿瘤 7.0cm×3.5cm 侵透肌层达纤维膜，淋巴结转移癌 0/34，Ⅱa 期。

图 690　食管中段低分化髓质型鳞癌。肿瘤 3.0cm×3.0cm 侵至深肌层，淋巴结转移癌 0/14，Ⅱa 期。

图 691　食管中上段中分化髓质型鳞癌。肿瘤 1.5cm×1.5cm 侵至浅肌层，淋巴结转移癌 1/15，Ⅱb 期。

图 692　食管中段中分化髓质型鳞癌。肿瘤 3.0cm×3.0cm 侵至深肌层，淋巴结转移癌 2/18，Ⅱb 期。

图 693　图 692 的碘染色后图像。

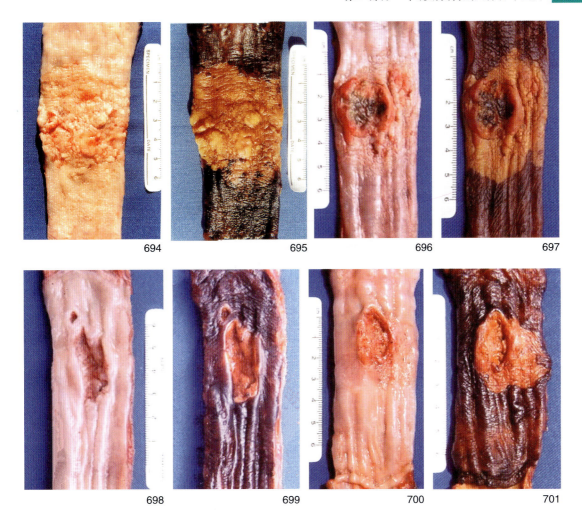

图 694　食管中段低分化髓质型鳞癌。肿瘤 5.5cm×4.0cm 侵至深肌层，淋巴结转移癌 2/12，Ⅱb 期。

图 695　图 694 的碘染色后图像。

图 696　食管中段中分化蕈伞型鳞癌。肿瘤 3.5cm×3.0cm 侵至深肌层，淋巴结转移癌 1/11，Ⅱb 期。

图 697　图 696 的碘染色后图像。

图 698　食管中段中分化溃疡型鳞癌。肿瘤 3.0cm×1.2cm 侵至深肌层，淋巴结转移癌 1/21，Ⅱb 期。

图 699　图 698 的碘染色后图像。

图 700　食管中段中分化蕈伞型鳞癌。肿瘤 2.5cm×1.8cm 侵至深肌层，淋巴结转移癌 1/8，Ⅱb 期。

图 701　图 700 的碘染色后图像。

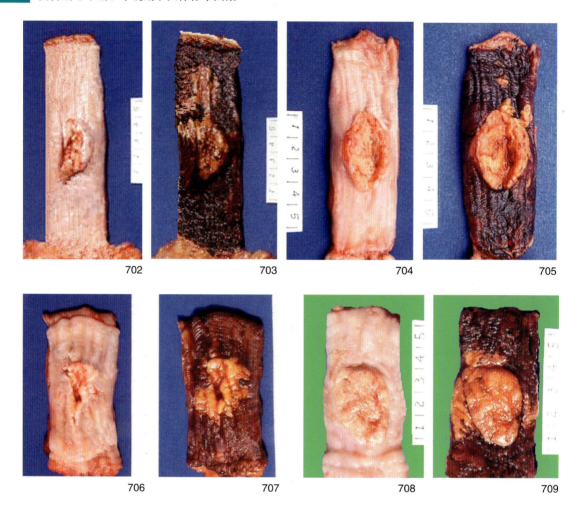

702   703   704   705

706   707   708   709

图 702   食管中段中分化髓质型鳞癌。肿瘤 4.0cm×2.4cm 侵透肌层达纤维膜，淋巴结转移癌 2/12，Ⅲ期。

图 703   图 702 的碘染色后图像。

图 704   食管中段中分化蕈伞型鳞癌。肿瘤 3.5cm×2.0cm 侵透肌层达纤维膜，淋巴结转移癌 2/11，Ⅲ期。

图 705   图 704 的碘染色后图像。

图 706   食管中下段中分化髓质型鳞癌。肿瘤 3.5cm×1.6cm 侵透肌层达纤维膜，淋巴结转移癌 0/12，Ⅱa 期。

图 707   图 706 的碘染色后图像。

图 708   食管中段中分化髓质型鳞癌。肿瘤 3.5cm×2.3cm 侵透肌层达纤维膜，淋巴结转移癌 2/15，Ⅲ期。

图 709   图 708 的碘染色后图像。

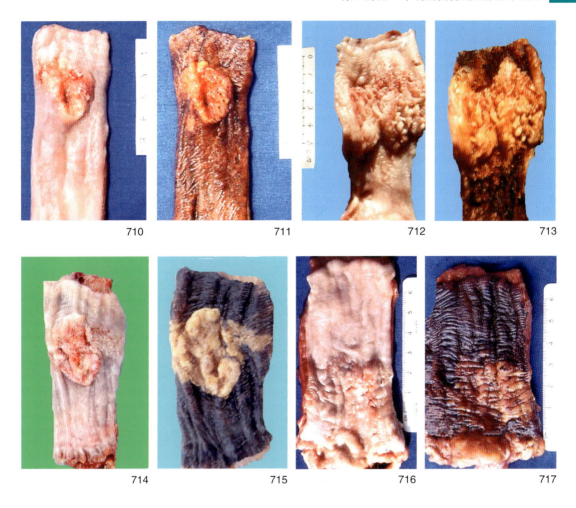

710	711	712	713
714	715	716	717

图 710　食管中段中分化蕈伞型鳞癌。肿瘤 3.0cm×2.8cm 侵至深肌层，淋巴结转移癌 0/15，Ⅱa 期。

图 711　图 710 的碘染色后图像。

图 712　食管中段低分化髓质型鳞癌。肿瘤 5.5cm×4.8cm 侵透肌层达纤维膜，淋巴结转移癌 5/24，Ⅲ 期。

图 713　图 712 的碘染色后图像。

图 714　食管中段中分化髓质型鳞癌。肿瘤 4.0cm×3.0cm 侵透肌层达纤维膜，淋巴结转移癌 2/15，Ⅲ 期。

图 715　图 714 的碘染色后图像。

图 716　食管下段低分化髓质型鳞癌。肿瘤 4.5cm×3.5cm 侵至深肌层，淋巴结转移癌 2/18，Ⅱb 期。

图 717　图 716 的碘染色后图像。

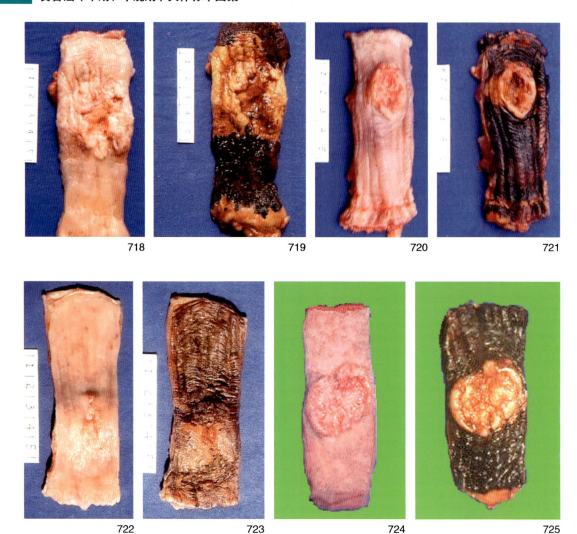

718　　　　　　　719　　　　　　　720　　　　　　　721

722　　　　　　　723　　　　　　　724　　　　　　　725

图 718　食管中段中分化髓质型鳞癌。肿瘤 4.5cm×4.2cm 侵透肌层达纤维膜，淋巴结转移癌 1/10，Ⅲ期。

图 719　图 718 的碘染色后图像。

图 720　食管中段中分化蕈伞型鳞癌。肿瘤 3.0cm×2.0cm 侵至深肌层，淋巴结转移癌 0/12，Ⅱa 期。

图 721　图 720 的碘染色后图像。

图 722　食管下段中分化髓质型鳞癌。肿瘤 3.0cm×1.0cm 侵至浅肌层，淋巴结转移癌 0/15，Ⅱa 期。

图 723　图 722 的碘染色后图像。

图 724　食管中段中分化髓质型鳞癌。肿瘤 3.5cm×3.5cm 侵至浅肌层，淋巴结转移癌 0/8，Ⅱa 期。

图 725　图 724 的碘染色后图像。

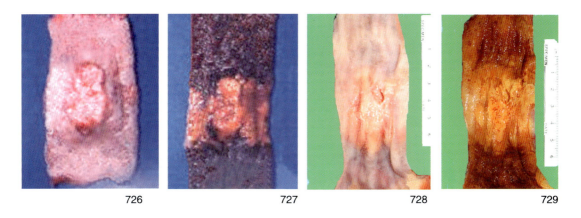

| 726 | 727 | 728 | 729 |

图 730 起继续为普通例图片（指未染色的图片）

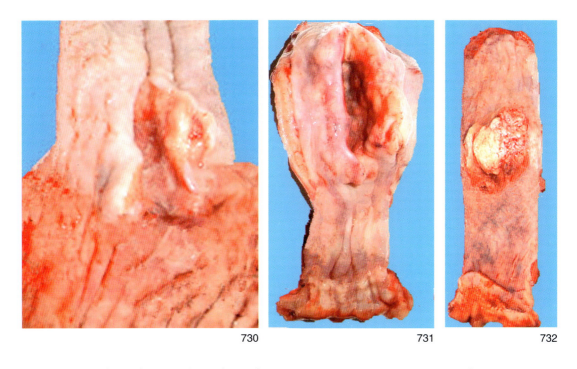

| 730 | 731 | 732 |

图 726　食管中段中分化髓质型鳞癌。肿瘤 5.0cm×3.0cm 侵至深肌层，淋巴结转移癌 1/7，Ⅱ b 期。

图 727　图 726 的碘染色后图像。

图 728　食管中下段低分化髓质型鳞癌。肿瘤 4.5cm×2.5cm 侵透肌层达纤维膜，淋巴结转移癌 1/15，Ⅲ期。

图 729　图 728 的碘染色后图像。

图 730　食管下段高分化髓质型鳞癌。肿瘤 4.0cm×2.5cm 侵透肌层达纤维膜，淋巴结转移癌 8/12，Ⅲ期。

图 731　食管中段蕈伞型恶性肿瘤。肿瘤 8.5cm×5.0cm 侵透肌层达纤维膜，淋巴结转移癌 5/23，Ⅲ期。

图 732　食管中段中分化髓质型鳞癌。肿瘤 4.0cm×3.0cm 侵透肌层达纤维膜，淋巴结转移癌 2/46，Ⅲ期。

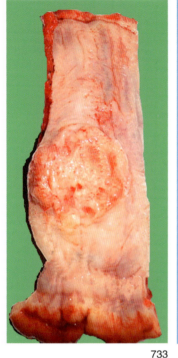
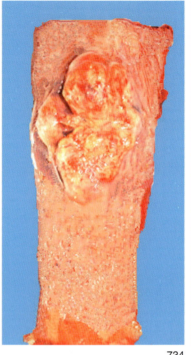
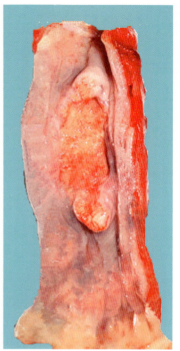

733

734

735

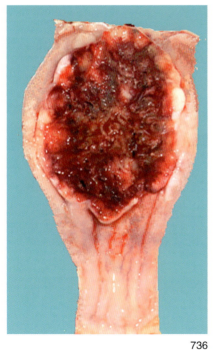
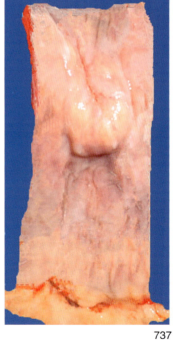

736

737

图733 食管中下段中分化蕈伞型鳞癌。肿瘤4.5cm×4.5cm侵透肌层达纤维膜，淋巴结转移癌1/61，Ⅲ期。

图734 食管中段中分化息肉型鳞癌。肿瘤5.5cm×3.5cm侵至浅肌层，淋巴结转移癌2/19，Ⅱb期。

图735 食管中段中分化蕈伞型鳞癌。肿瘤5.3cm×2.0cm侵透肌层达纤维膜，淋巴结转移癌4/39，Ⅲ期。

图736 食管中上段中分化髓质型鳞癌。肿瘤(饼状)7.0cm×5.0cm侵透肌层达纤维膜，淋巴结转移癌1/27，Ⅲ期。

图737 食管中段中分化髓质型鳞癌。肿瘤4.0cm×2.5cm侵透肌层达纤维膜，淋巴结转移癌3/17，Ⅲ期。

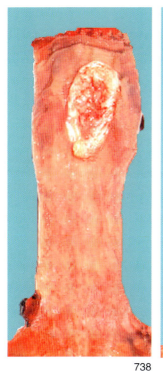 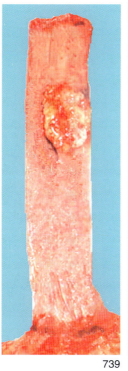 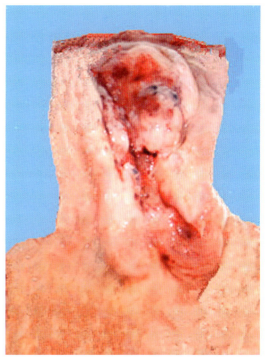

738　　　　　　　　739　　　　　　　　　　　　740

图738　食管中上段中分化蕈伞型鳞癌。肿瘤3.5cm×1.5cm侵至深肌层，淋巴结转移癌0/18，Ⅱa期。

图739　食管中上段中分化髓质型鳞癌。肿瘤3.0cm×1.5cm侵至浅肌层，淋巴结转移癌4/14，Ⅱb期。

图740　食管下段低分化髓质型鳞癌。肿瘤11.0cm×5.0cm侵透肌层达纤维膜，肿瘤跨过交界线侵入胃，淋巴结转移癌0/16，Ⅱa期。

图741　食管中段中分化缩窄型鳞癌。肿瘤4.0cm×2.5cm侵透肌层达纤维膜，淋巴结转移癌0/42，Ⅱa期。

图742　食管下段低分化溃疡型鳞癌。肿瘤6.0cm×1.0cm侵透肌层达纤维膜，淋巴结转移癌1/22，Ⅲ期。

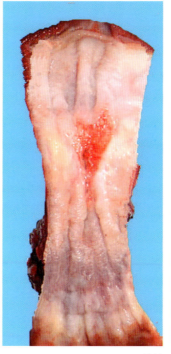 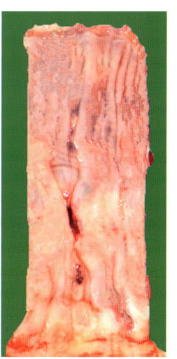

741　　　　　　　　　　742

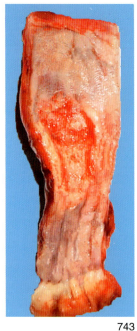
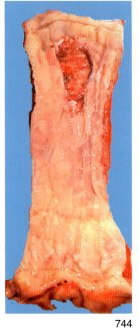
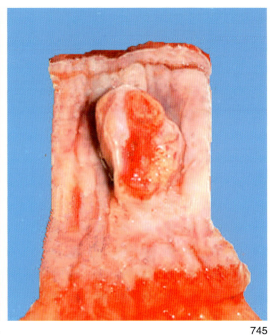

743

744

745

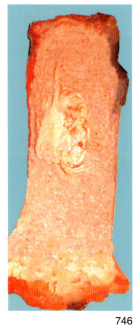
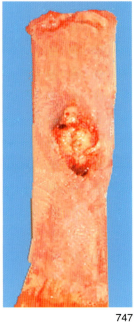

746

747

图743　食管中段高分化蕈伞型鳞癌。肿瘤5.0cm×3.0cm侵透肌层达纤维膜，淋巴结转移癌1/27，Ⅲ期。

图744　食管中上段中分化溃疡型鳞癌。肿瘤3.5cm×1.5cm侵透肌层达纤维膜，淋巴结转移癌0/28，Ⅱa期。

图745　食管下段低分化髓质型鳞癌。肿瘤3.0cm×2.5cm侵至浅肌层，淋巴结转移癌2/23，Ⅱb期。

图746　食管中段中分化髓质型鳞癌。肿瘤3.8cm×2.8cm侵至浅肌层，淋巴结转移癌0/25，Ⅱa期。

图747　食管中段中分化髓质型鳞癌。肿瘤2.4cm×1.5cm侵透肌层达纤维膜，淋巴结转移癌2/16，Ⅲ期。

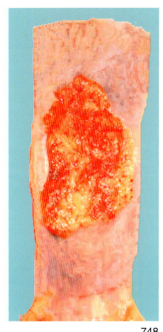
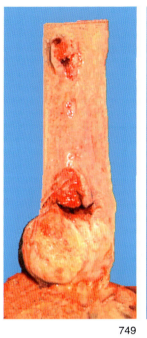
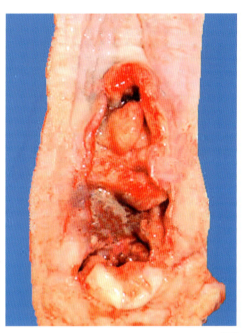

748　　　　　　　　　749　　　　　　　　　750

图748　食管中段中分化髓质型鳞癌。肿瘤 6.0cm×3.5cm 侵透肌层达纤维膜，淋巴结转移癌 4/30，Ⅲ期。

图749　食管下段中分化髓质型鳞癌。肿瘤 5.0cm×3.5cm 侵透肌层达纤维膜，淋巴结转移癌 5/24，Ⅲ期。下段原发病灶上方的一串小病灶为壁内转移。

图750　食管下段低分化蕈伞型鳞癌。肿瘤 7.5cm×3.5cm 侵透肌层达纤维膜，淋巴结转移癌 0/29，Ⅱa 期。

图751　食管中段中低分化鳞癌。标本中部一片暗红色黏膜中 3.0cm×2.0cm 红色糜烂灶，侵至浅肌层，淋巴结转移癌 1/42，Ⅱb 期。

图752　食管下段中分化髓质型鳞癌。肿瘤 4.5cm×2.5cm 侵透肌层达纤维膜，淋巴结转移癌 0/24，Ⅱa 期。

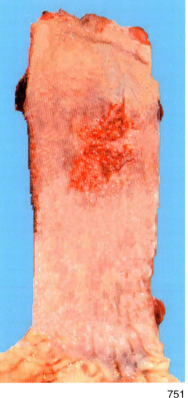
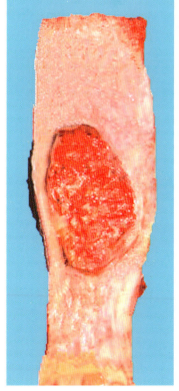

751　　　　　　　　　752

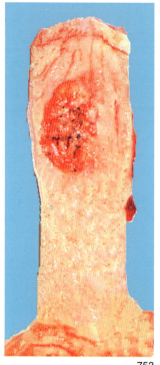

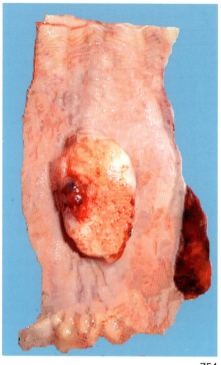

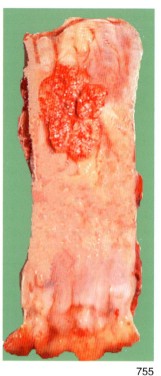

753

754

755

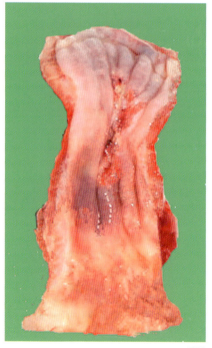

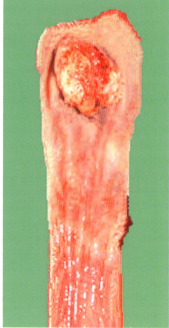

756

757

图753 食管中段中分化髓质型鳞癌。肿瘤3.0cm×1.8cm侵至浅肌层，淋巴结转移癌0/8，Ⅱa期。

图754 食管下段髓质型癌肉瘤。呈卵形的肿瘤5.0cm×3.0cm侵至浅肌层，淋巴结转移癌0/26，Ⅱa期。

图755 食管中段高分化髓质型鳞癌。肿瘤4.0cm×2.5cm侵透肌层达纤维膜，淋巴结转移癌0/34，Ⅱa期。

图756 食管中段高分化缩窄型鳞癌。肿瘤3.5cm×1.5cm侵透肌层达纤维膜，淋巴结转移癌0/11，Ⅱa期。

图757 食管中上段中分化髓质型鳞癌。肿瘤2.0cm×2.0cm侵透肌层达纤维膜，淋巴结转移癌0/21，Ⅱa期。

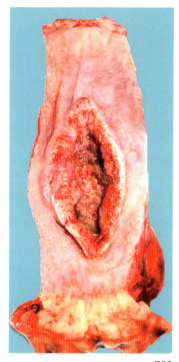
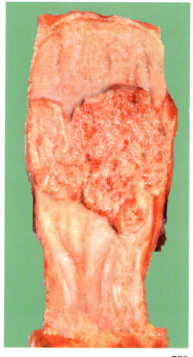
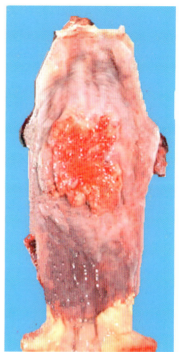

758　　　　　　　　　　　759　　　　　　　　　　　760

图 758　食管中下段中分化
蕈伞型鳞癌。肿瘤 6.5cm×3.5cm
侵透肌层达纤维膜，淋巴结转移
癌 2/25，Ⅲ期。

图 759　食管中段中分化髓
质型鳞癌。肿瘤 6.0cm 长，累及
全周黏膜，侵透肌层达纤维膜，
淋巴结转移癌 0/52，Ⅱa 期。

图 760　食管中段低分化髓
质型鳞癌。肿瘤 3.5cm×2.5cm
侵透肌层达纤维膜，淋巴结转移
癌 1/32，Ⅲ期。

图 761　食管中段高分化髓
质型鳞癌。肿瘤 4.5cm×4.0cm
侵透肌层达纤维膜，淋巴结转移
癌 0/30，Ⅱa 期。

图 762　食管中下段中分化
溃疡型鳞癌。肿瘤 6.0cm×2.2cm
侵透肌层达纤维膜，淋巴结转移
癌 4/41，Ⅲ期。

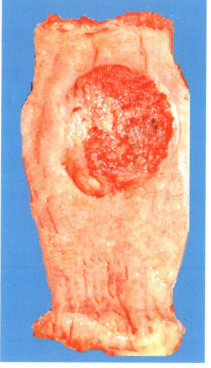
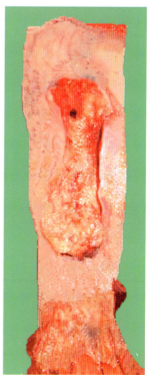

761　　　　　　　　　　　762

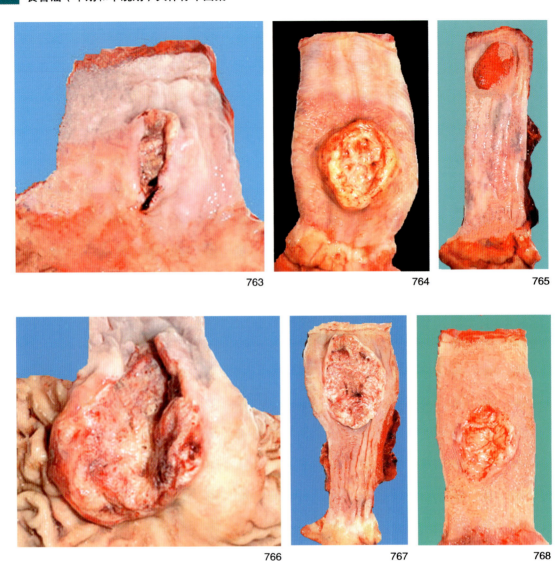

763

764

765

766

767

768

图763　食管下段中分化蕈伞型鳞癌。肿瘤3.5cm×2.0cm侵透肌层达纤维膜，淋巴结转移癌0/13，Ⅱa期。

图764　食管下段低分化蕈伞型鳞癌。肿瘤4.0cm×3.5cm侵透肌层达纤维膜，淋巴结转移癌0/34，Ⅱa期。

图765　食管中上段中分化髓质型鳞癌。肿瘤（标本上病灶被血污遮掩，未冲净）3.0cm×2.0cm侵至浅肌层，淋巴结转移癌0/12，Ⅱa期。

图766　食管下段中分化蕈伞型鳞癌。肿瘤6.0cm×5.0cm侵透肌层达纤维膜，跨过食管胃交界线侵入胃，淋巴结转移癌0/26，Ⅱa期。

图767　食管中段高分化髓质型鳞癌。肿瘤5.2cm×3.5cm侵透肌层达纤维膜，淋巴结转移癌0/30，Ⅱa期。

图768　食管下段低分化髓质型鳞癌。肿瘤3.5cm×2.5cm侵透肌层达纤维膜，淋巴结转移癌0/15，Ⅱa期。

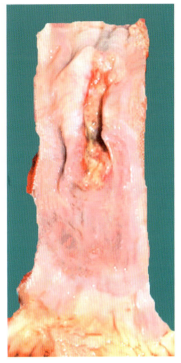
769

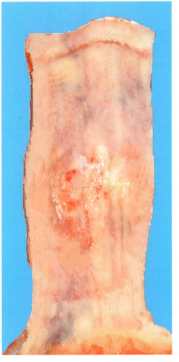
770

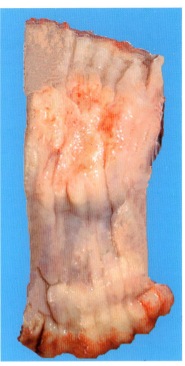
771

　　图769　食管中段蕈伞型小细胞癌。肿瘤5.0cm×2.0cm侵透肌层达纤维膜，淋巴结转移癌1/18，Ⅲ期。

　　图770　食管中下段中分化髓质型鳞癌。肿瘤4.0cm×2.5cm侵至浅肌层，淋巴结转移癌2/21，Ⅱb期。

　　图771　食管中段低分化髓质型鳞癌。肿瘤5.0cm×4.0cm侵透肌层达纤维膜，淋巴结转移癌5/13，Ⅲ期。

　　图772　食管中段中分化髓质型鳞癌。肿瘤3.0cm×2.7cm侵至黏膜下层，淋巴结转移癌2/23，Ⅱb期。

　　图773　食管中下段中分化缩窄型鳞癌。肿瘤4.0cm×3.0cm侵透肌层达纤维膜，淋巴结转移癌3/16，Ⅲ期。

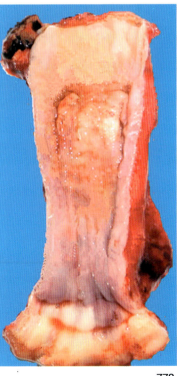
772

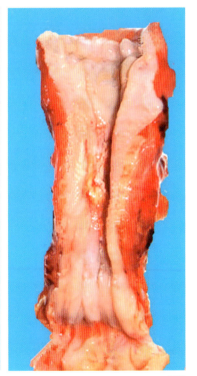
773

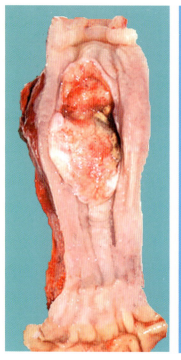

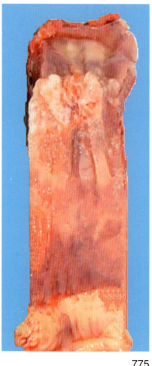

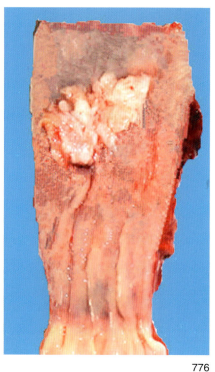

774 775 776

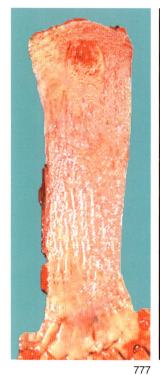

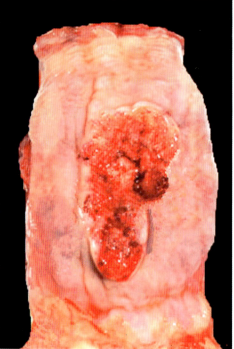

777 778

图774　食管中段中分化蕈伞型鳞癌。肿瘤5.0cm×2.5cm侵透肌层达纤维膜，淋巴结转移癌0/27，Ⅱa期。

图775　食管中段中分化髓质型鳞癌。肿瘤2.0cm×2.8cm侵至浅肌层，淋巴结转移癌0/13，Ⅱa期。

图776　食管中段中分化髓质型鳞癌。肿瘤3.0cm×3.0cm侵至浅肌层，淋巴结转移癌2/21，Ⅱb期。

图777　食管上中段高分化髓质型鳞癌。肿瘤1.5cm×1.5cm侵至浅肌层，淋巴结转移癌0/17，Ⅱa期。

图778　食管下段高分化髓质型鳞癌。肿瘤5.0cm×2.5cm侵至浅肌层，淋巴结转移癌0/9，Ⅱa期。

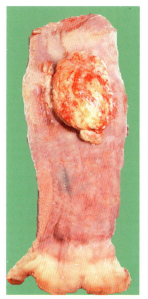
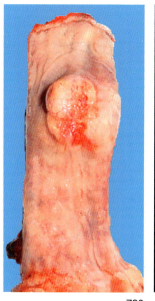
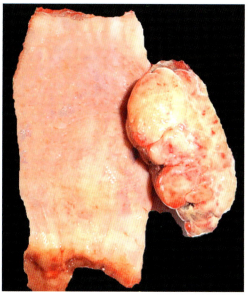

779　　　　　　　　　　780　　　　　　　　　　　　　　781

　　图779　食管上中段高分化息肉型鳞癌。肿瘤4.6cm×3.3cm侵至浅肌层，淋巴结转移癌0/15，Ⅱa期。

　　图780　食管中段中分化髓质型鳞癌。肿瘤3.0cm×2.2cm侵透肌层达纤维膜，淋巴结转移癌1/18，Ⅲ期。

　　图781　食管中下段癌肉瘤。肿瘤8.0cm×4.0cm侵至浅肌层，淋巴结转移癌0/7，Ⅱa期。

　　图782　食管下段中分化溃疡型鳞癌。肿瘤4.7cm×1.5cm侵透肌层达纤维膜，淋巴结转移癌1/14，Ⅲ期。

　　图783　食管上中段中分化髓质型鳞癌。肿瘤4.0cm×3.0cm侵至浅肌层，淋巴结转移癌4/19，Ⅱb期。

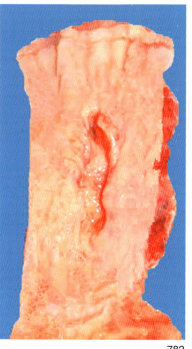
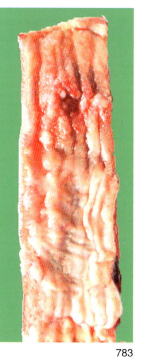

782　　　　　　　　　　　783

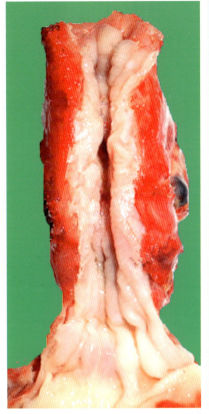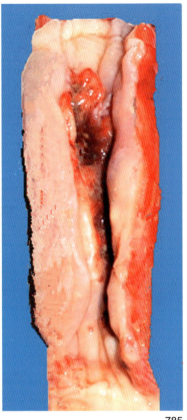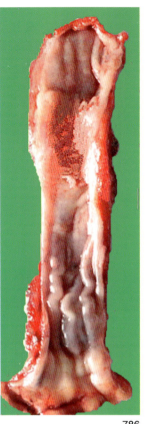

784　　　　　　　　　785　　　　　　　　786

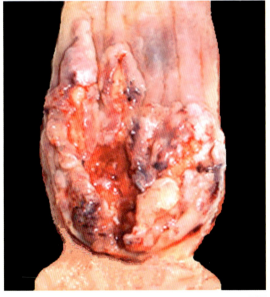

787

图784　食管中下段中分化髓质型鳞癌。肿瘤6.5cm×2.3cm侵透肌层达纤维膜，淋巴结转移癌1/15，Ⅲ期。

图785　食管中下段低分化溃疡型鳞癌。肿瘤7.5cm×1.5cm侵透肌层达纤维膜，淋巴结转移癌4/16，Ⅲ期。

图786　食管中上段中分化髓质型鳞癌。肿瘤3.5cm×2.0cm侵至深肌层，淋巴结转移癌2/16，Ⅱb期。食管下段有轻度静脉曲张。

图787　食管下段中分化髓质型腺癌。肿瘤7.5cm×5.0cm侵至黏膜下层（像一杯紫玉葡萄酒）淋巴结转移癌1/7，Ⅱb期。

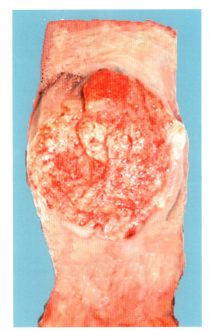
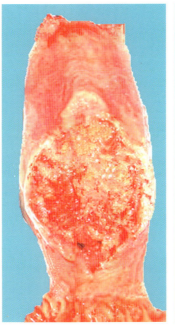
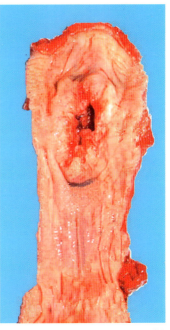

788　　　　　　　　　789　　　　　　　　　790

图788　食管下段中分化髓质型鳞癌。肿瘤5.5cm×5.5cm侵透肌层达纤维膜，淋巴结转移癌1/14，Ⅲ期。

图789　食管下段中分化髓质型鳞癌。肿瘤6.5cm×4.5cm侵透肌层达纤维膜，淋巴结转移癌0/31，Ⅱa期。

图790　食管中段低分化蕈伞型鳞癌。肿瘤4.5cm×2.5cm侵透肌层达纤维膜，淋巴结转移癌3/41，Ⅲ期。

图791　食管中段低分化蕈伞型鳞癌。肿瘤5.0cm×3.0cm侵透肌层达纤维膜，淋巴结转移癌4/35，Ⅲ期。

图792　食管下段高分化溃疡型鳞癌。肿瘤3.5cm×2.5cm侵透肌层达纤维膜，淋巴结转移癌0/19，Ⅱa期。

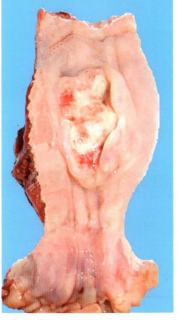
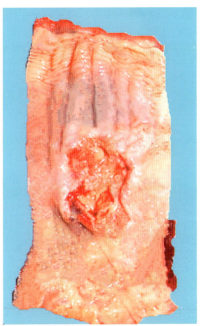

791　　　　　　　　　792

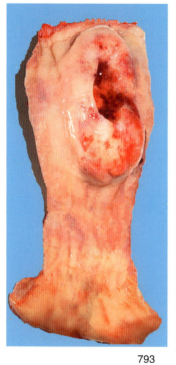
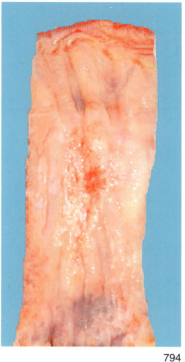
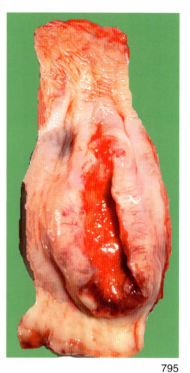

793

794

795

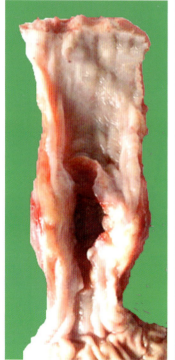
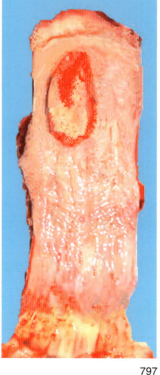

图 793　食管中段蕈伞型小细胞癌。肿瘤 6.5cm×3.0cm 侵透肌层达纤维膜，淋巴结转移癌 4/26，Ⅲ期。

图 794　食管中段中分化髓质型鳞癌。肿瘤 5.0cm×2.5cm 侵透肌层达纤维膜，淋巴结转移癌 2/32，Ⅲ期。

图 795　食管中下段蕈伞型小细胞癌。肿瘤 10.0cm×5.0cm 侵透肌层达纤维膜，淋巴结转移癌 2/18，Ⅲ期。

图 796　食管下段高分化蕈伞型鳞癌。肿瘤 5.0cm×2.5cm 侵透肌层达纤维膜，淋巴结转移癌 0/18，Ⅱa 期。

图 797　食管中段中分化髓质型鳞癌。肿瘤 3.0cm×1.7cm 侵透肌层达纤维膜，淋巴结转移癌 0/39，Ⅱa 期。

796

797

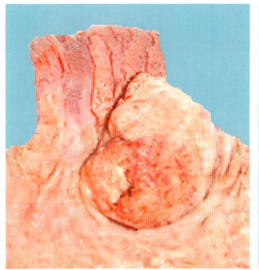
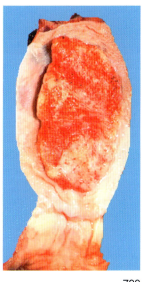
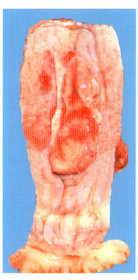

798　　　　　　　　799　　　　　　　　800

图798　食管下段中分化髓质型鳞癌。肿瘤4.0cm×3.0cm侵透肌层达纤维膜，跨过食管胃交界线侵入胃，淋巴结转移癌7/14，Ⅲ期。

图799　食管中下段中分化髓质型鳞癌。肿瘤8.0cm×4.5cm侵透肌层达纤维膜，淋巴结转移癌5/38，Ⅲ期。

图800　食管中段低分化髓质型鳞癌。肿瘤6.0cm×3.5ccm侵至浅肌层，淋巴结转移癌4/24，Ⅱb期。

图801　食管中段高分化髓质型鳞癌。肿瘤5.0cm×3.0cm侵透肌层达纤维膜，淋巴结转移癌4/31，Ⅲ期。

图802　食管中段中分化髓质型鳞癌。肿瘤4.5cm×2.7cm侵透肌层达纤维膜，淋巴结转移癌0/22，Ⅱa期。

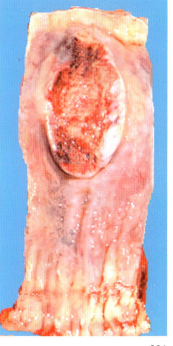
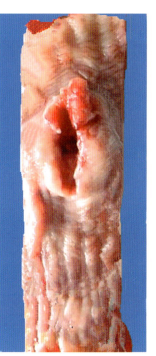

801　　　　　　　　802

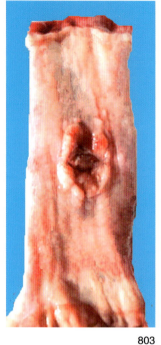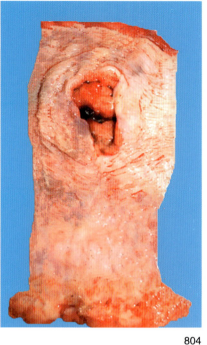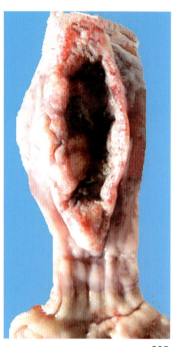

803   804   805

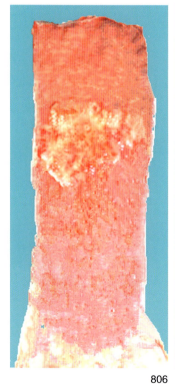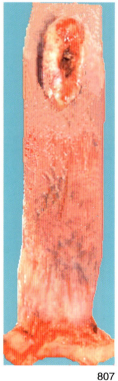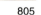

806   807

图 803　食管中下段低分化蕈伞型鳞癌。肿瘤 3.0cm×2.0cm 侵至浅肌层，淋巴结转移癌 1/17，Ⅱb 期。

图 804　食管中段低分化髓质型鳞癌。肿瘤 4.5cm×4.5cm 侵透肌层达纤维膜，淋巴结转移癌 0/25，Ⅱa 期。

图 805　食管中下段高分化蕈伞型鳞癌。肿瘤 9.0cm×4.0cm 侵透肌层达纤维膜，淋巴结转移癌 3/20，Ⅲ 期。

图 806　食管中段中分化髓质型鳞癌。肿瘤 3.0cm×3.8cm 侵至深肌层，淋巴结转移癌 0/14，Ⅱa 期。

图 807　食管中上段高分化蕈伞型鳞癌。肿瘤 3.0cm×1.5cm 侵透肌层达纤维膜，淋巴结转移癌 0/27，Ⅱa 期。

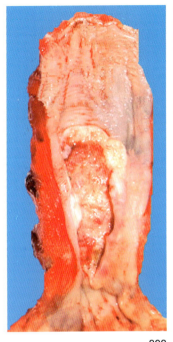
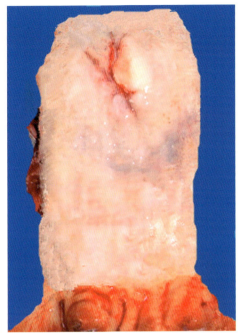
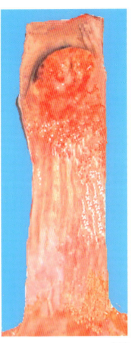

808

809

810

图808　食管下段高分化蕈伞型鳞癌。肿瘤6.0cm×2.5cm侵透肌层达纤维膜，淋巴结转移癌0/23，Ⅱa期。

图809　食管中段中分化髓质型鳞癌。肿瘤2.5cm×2.0cm侵透肌层达纤维膜，淋巴结转移癌0/16，Ⅱa期。

图810　食管中段低分化髓质型鳞癌。肿瘤3.0cm×2.2cm侵透肌层达纤维膜，淋巴结转移癌2/43，Ⅲ期。

图811　食管中下段中分化髓质型鳞癌。肿瘤（食管腔内的肿瘤，似站立的人形）10.0cm×2.5cm侵透肌层达纤维膜，淋巴结转移癌1/10，Ⅲ期。

图812　食管中段中分化髓质型鳞癌。肿瘤3.0cm×2.0cm侵透肌层达纤维膜，淋巴结转移癌0/19，Ⅱa期。

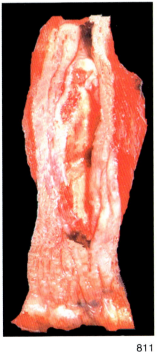
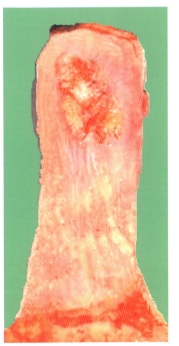

811

812

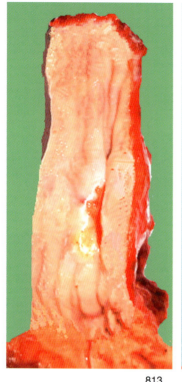
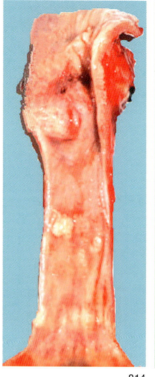
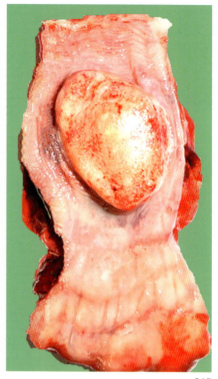

813

814

815

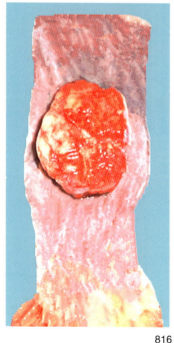
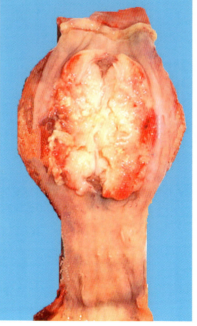

816

817

图813　食管下段中分化髓质型鳞癌。肿瘤4.0cm×1.0cm侵透肌层达纤维膜，淋巴结转移癌1/21，Ⅲ期。

图814　食管中上段低分化髓质型鳞癌。肿瘤4.0cm×2.0cm侵透肌层达纤维膜，淋巴结转移癌8/28，Ⅲ期。下段结节病灶病理：黏膜内癌。

图815　食管中段中分化息肉型鳞癌。肿瘤5.3cm×4.0cm侵至深肌层，淋巴结转移癌1/11，Ⅱb期。

图816　食管中段基底细胞样鳞癌。髓质型肿瘤5.0cm×3.5cm侵至深肌层，淋巴结转移癌9/16，Ⅱb期。

图817　食管中段低分化髓质型鳞癌。肿瘤6.5cm×4.5cm侵透肌层达纤维膜，淋巴结转移癌0/59，Ⅱa期。

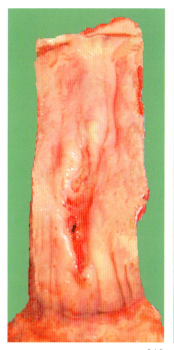
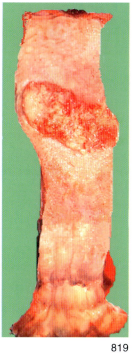
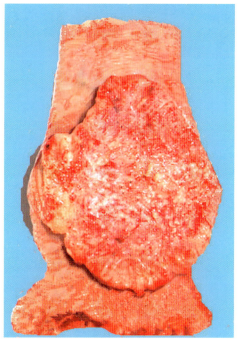

818　　　　　　　　　819　　　　　　　　　　　　　820

图818　食管下段低分化溃疡型鳞癌。肿瘤6.0cm×1.5cm侵透肌层达纤维膜，淋巴结转移癌13/33，Ⅲ期。

图819　食管中段中分化髓质型鳞癌。肿瘤4.5cm×2.5cm侵至浅肌层，淋巴结转移癌0/34，Ⅱa期。

图820　食管中下段高分化髓质型鳞癌。肿瘤（饼状）8.5cm×7.0cm侵透肌层达纤维膜，淋巴结转移癌5/30，Ⅲ期。

图821　食管中段中分化髓质型鳞癌。肿瘤4.0cm×2.5cm侵至深肌层，淋巴结转移癌1/31，Ⅱb期。

图822　食管中段高分化髓质型鳞癌。肿瘤4.0cm×2.5cm侵至浅肌层，淋巴结转移癌0/34，Ⅱa期。

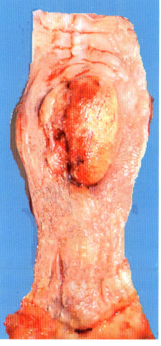
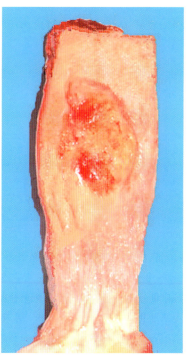

821　　　　　　　　　　　　822

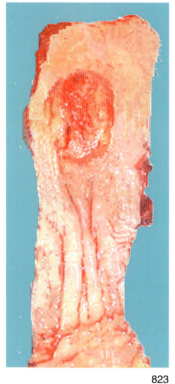
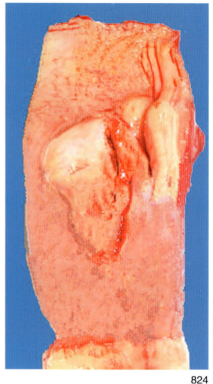
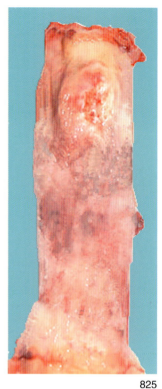

823

824

825

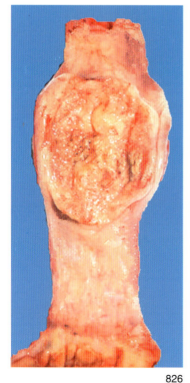
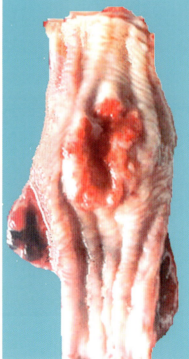

826

827

图823　食管中段高分化髓质型鳞癌。肿瘤2.5cm×2.0cm侵透肌层达纤维膜，淋巴结转移癌0/11，Ⅱa期。

图824　食管中段髓质型癌肉瘤。肿瘤6.0cm×5.0cm侵至深肌层，淋巴结转移癌0/22，Ⅱa期。

图825　食管中上段高分化髓质型鳞癌。肿瘤3.0cm×1.8cm侵透肌层达纤维膜，淋巴结转移癌0/27，Ⅱa期。

图826　食管中段高分化髓质型鳞癌。肿瘤5.5cm×4.5cm侵透肌层达纤维膜，淋巴结转移癌1/28，Ⅲ期。

图827　食管中段低分化蕈伞型鳞癌。肿瘤3.2cm×2.4cm侵透肌层达纤维膜，淋巴结转移癌0/19，Ⅱa期。

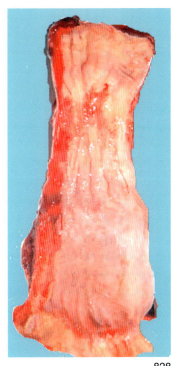
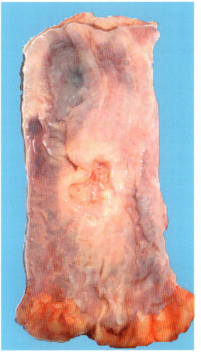
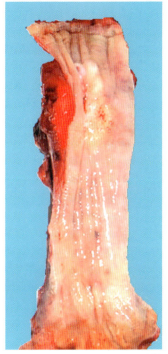

828　　　　　　　　　　　829　　　　　　　　　　830

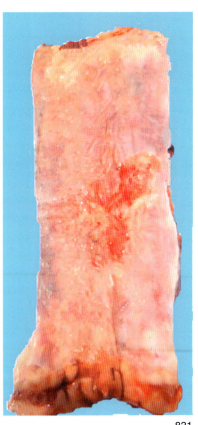

图 828　食管中段低分化缩窄型鳞癌。肿瘤 3.0cm×2.0cm 侵透肌层达纤维膜，淋巴结转移癌 0/31，Ⅱa 期。

图 829　食管中段中分化溃疡型鳞癌。肿瘤 2.5cm×2.0cm 侵透肌层达纤维膜，淋巴结转移癌 0/29，Ⅱa 期（肿瘤旁边伴憩室）。

图 830　食管中上段中分化髓质型鳞癌。肿瘤 3.5cm×1.5cm 侵透肌层达纤维膜，淋巴结转移癌癌 2/29，Ⅲ期。

图 831　食管中段中分化髓质型鳞癌。肿瘤 4.0cm×3.0cm 侵透肌层达纤维膜，淋巴结转移癌 0/17，Ⅱa 期。

831

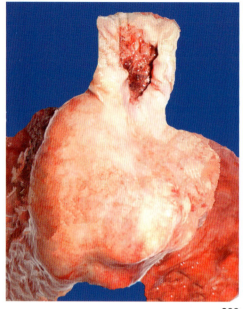
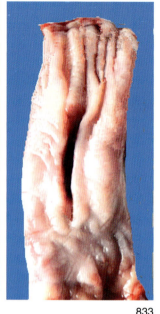
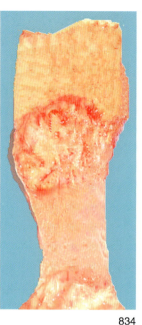

832   833   834

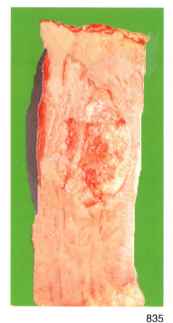
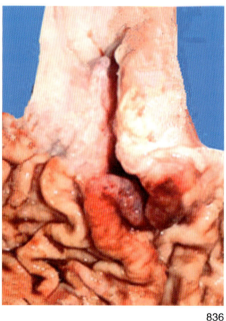

835   836

图832 食管下段中分化溃疡型鳞癌。肿瘤4.0cm×2.0cm侵透肌层达纤维膜，淋巴结转移癌0/29，Ⅱa期。其下方与原发灶相连者为10.0cm×10.0cm侵入胃壁的巨大壁内鳞癌转移灶。

图833 食管中段中分化溃疡型鳞癌。肿瘤5.0cm×0.5cm侵透肌层达纤维膜，淋巴结转移癌1/17，Ⅲ期。

图834 食管中段中分化髓质型鳞癌。肿瘤4.5cm×4.0cm侵透肌层达纤维膜，淋巴结转移癌14/29，Ⅲ期。

图835 食管中段中分化髓质型鳞癌。肿瘤6.0cm×3.5cm侵透肌层达纤维膜，淋巴结转移癌0/22，Ⅱa期。

图836 食管下段中分化溃疡型鳞癌。肿瘤5.0cm×0.5cm侵透肌层达纤维膜，跨过食管胃交界线侵入胃，淋巴结转移癌0/19，Ⅱa期。

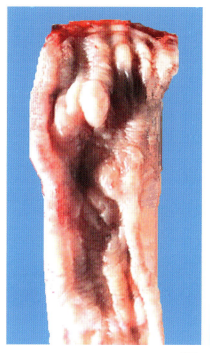
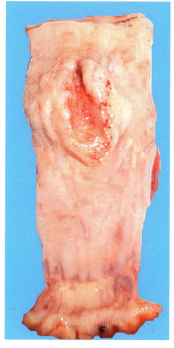
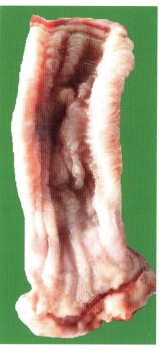

837　　　　　　　　　　838　　　　　　　　　　839

图837　食管中段中分化溃疡型鳞癌。7.0cm×2.6cm范围，黏膜皱襞结构被破坏、腐蚀，呈凹陷糜烂状，肿瘤侵透肌层达纤维膜，淋巴结转移癌3/29，Ⅲ期。

图838　食管中段中分化草伞型鳞癌。肿瘤4.5cm×3.5cm侵至深肌层，淋巴结转移癌0/30，Ⅱa期。

图839　食管中段高分化髓质型鳞癌。肿瘤（食管腔内的肿瘤，似人形拳击相）5.5cm×1.5cm侵透肌层达纤维膜，淋巴结转移癌1/26，Ⅲ期。

图840　食管中段中分化溃疡型鳞癌。肿瘤（食管腔内的肿瘤似牛头相）6.0cm×2.2cm侵透肌层达纤维膜，淋巴结转移癌10/28，Ⅲ期。

图841　食管下段中分化草伞型鳞癌。肿瘤3.0cm×2.0cm侵至浅肌层，淋巴结转移癌1/30，Ⅱb期。

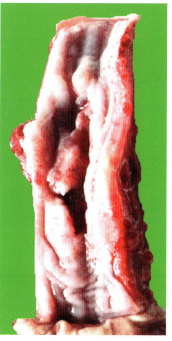
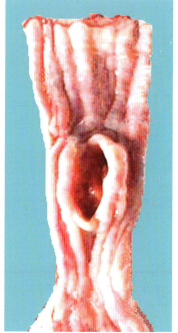

840　　　　　　　　　　841

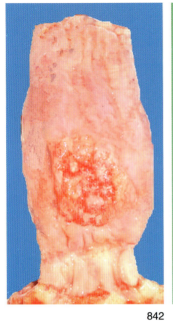
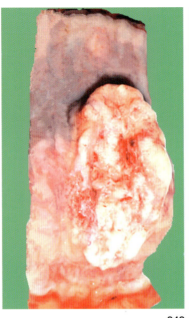
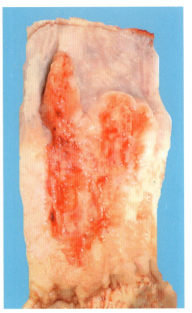

842

843

844

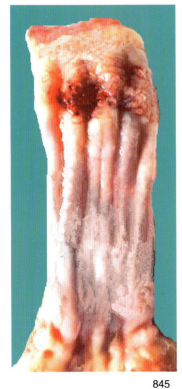
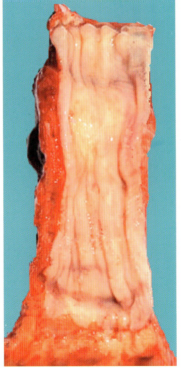

图842　食管下段中分化髓质型鳞癌。肿瘤3.5cm×3.0cm侵至浅肌层，淋巴结转移癌5/29，Ⅱb期。

图843　食管下段中分化髓质型鳞癌。肿瘤8.5cm×5.0cm侵透肌层达纤维膜，淋巴结转移癌1/49，Ⅲ期。

图844　食管中下段中分化髓质型腺癌。肿瘤9.0cm×4.5cm侵透肌层达纤维膜，淋巴结转移癌7/24，Ⅲ期。

图845　食管中上段中分化髓质型鳞癌。肿瘤2.5cm×4.0cm侵至浅肌层，淋巴结转移癌0/11，Ⅱa期。

图846　食管中段低分化髓质型鳞癌。肿瘤2.5cm×1.5cm侵至深肌层，淋巴结转移癌0/21，Ⅱa期。

845

846

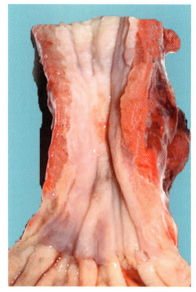

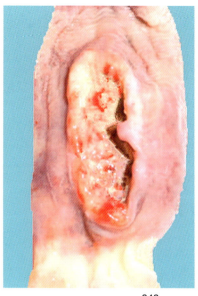

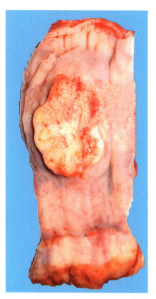

847   848   849

图847　食管下段缩窄型腺鳞癌。肿瘤3.5cm×2.0cm侵透肌层达纤维膜，淋巴结转移癌2/32，Ⅲ期。

图848　食管下段中分化蕈伞型鳞癌。肿瘤5.5cm×2.5cm侵透肌层达纤维膜，淋巴结转移癌1/17，Ⅲ期。

图849　食管中段中分化蕈伞型鳞癌。肿瘤4.5cm×3.3cm侵透肌层达纤维膜，淋巴结转移癌1/16，Ⅲ期。

图850　食管中段中分化髓质型鳞癌。黏膜皱襞结构破坏、断裂、肿块和溃疡。肿瘤6.0cm×3.0cm侵透肌层达纤维膜，淋巴结转移癌0/19，Ⅱa期。

图851　食管中段低分化髓质型鳞癌。肿瘤6.5cm×3.5cm侵至深肌层，淋巴结转移癌0/36，Ⅱa期。

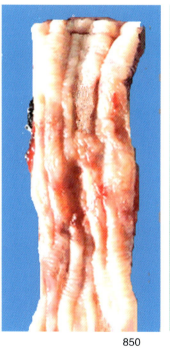

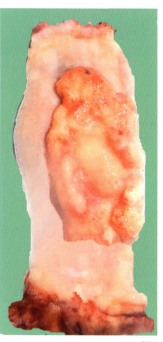

850   851

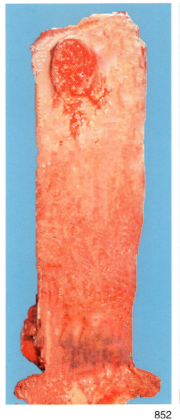

852

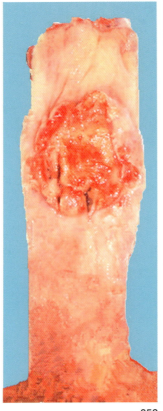

853

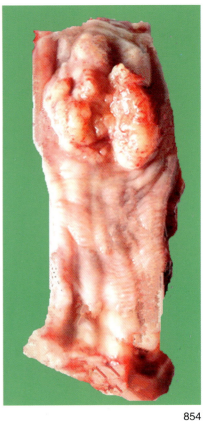

854

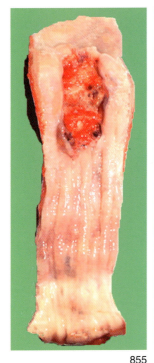

855

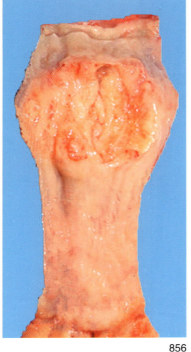

856

　　图852　食管中上段中分化髓质型鳞癌。肿瘤3.0cm×1.5cm侵至浅肌层，淋巴结转移癌0/13，Ⅱa期。

　　图853　食管中段低分化髓质型鳞癌。肿瘤4.2cm×4.0cm侵透肌层达纤维膜，淋巴结转移癌5/33，Ⅲ期。

　　图854　食管中段低分化髓质型鳞癌。肿瘤5.0cm×4.5cm侵至浅肌层，淋巴结转移癌0/10，Ⅱa期。

　　图855　食管中段低分化溃疡型鳞癌。肿瘤4.5cm×2.0cm侵透肌层达纤维膜，淋巴结转移癌0/46，Ⅱa期。

　　图856　食管中段低分化髓质型鳞癌。肿瘤4.0cm×5.0cm侵透肌层达纤维膜，淋巴结转移癌4/32，Ⅲ期。

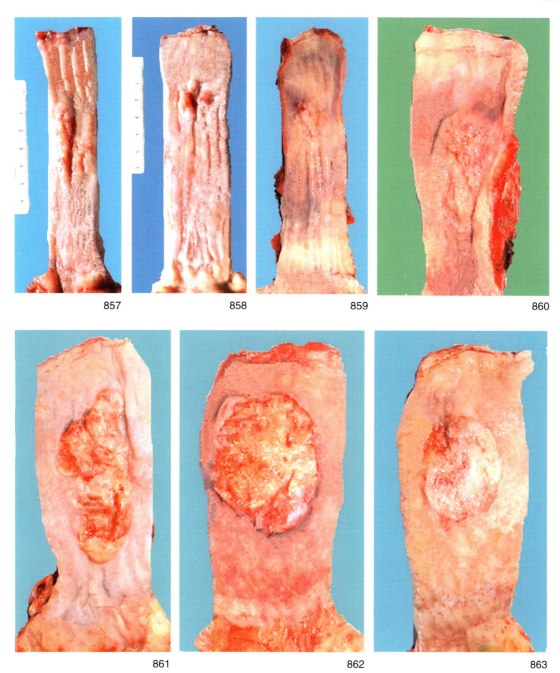

857　　　　　　　858　　　　　　　859　　　　　　　860

861　　　　　　　862　　　　　　　863

图857　食管中段低分化髓质型鳞癌。肿瘤4.0cm×2.0cm侵至深肌层，淋巴结转移癌1/19，Ⅲ期。

图858　食管中上段中分化髓质型鳞癌。肿瘤2.4cm×2.0cm侵透肌层达纤维膜，淋巴结转移癌0/26，Ⅱa期。

图859　食管中段中分化缩窄型鳞癌。肿瘤2.4cm×1.5cm侵透肌层达纤维膜，淋巴结转移癌0/6，Ⅱa期。

图860　食管中段高分化髓质型鳞癌。肿瘤4.0cm×2.4cm侵透肌层达纤维膜，淋巴结转移癌1/14，Ⅲ期。

图861　食管中下段中分化髓质型鳞癌。肿瘤7.5cm×3.0cm侵透肌层达纤维膜，淋巴结转移癌3/23，Ⅲ期。

图862　食管中段中分化髓质型鳞癌。肿瘤4.5cm×3.3cm侵透肌层达纤维膜，淋巴结转移癌9/22，Ⅲ期。

图863　食管中段高分化髓质型鳞癌。肿瘤4.5cm×3.3cm侵至浅肌层，淋巴结转移癌0/26，Ⅱa期。

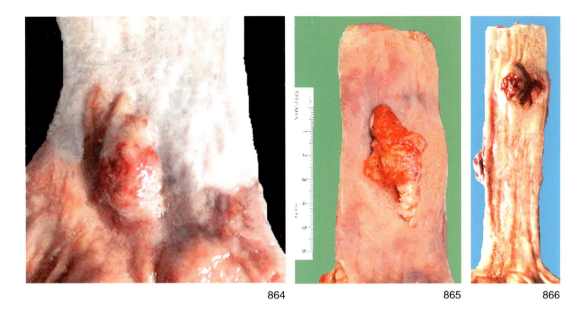

864   865   866

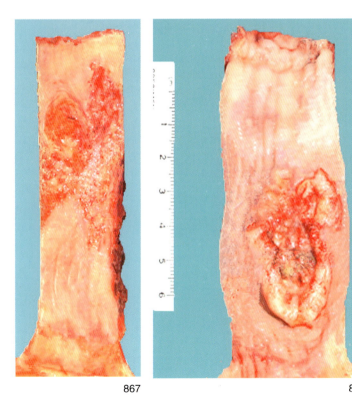

867   868

图864　食管下段中分化髓质型鳞癌。肿瘤5.0cm×2.6cm侵至浅肌层，跨过交界线侵入胃，淋巴结转移癌0/30，Ⅱa期。

图865　食管中段低分化息肉型鳞癌。肿瘤5.5cm×2.7cm侵至浅肌层，淋巴结转移癌0/25，Ⅱa期。

图866　食管中段中分化髓质型鳞癌。肿瘤2.0cm×2.0cm侵至黏膜下层，淋巴结转移癌2/23，Ⅱb期。

图867　食管中段低分化糜烂型鳞癌。肿瘤9.0cm长，侵及全周黏膜，侵至黏膜下层，淋巴结转移癌2/25，Ⅱb期。

图868　食管下段高分化蕈伞型鳞癌。肿瘤5.0cm×2.5cm侵至深肌层，淋巴结转移癌0/22，Ⅱa期。

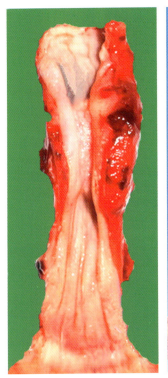

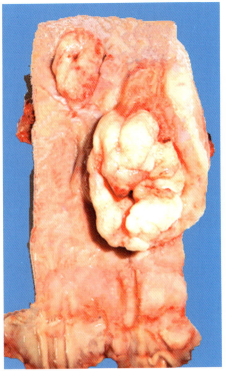

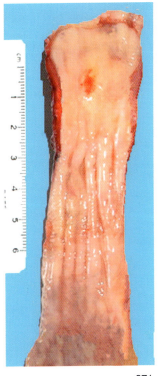

869

870

871

图869　食管中段高分化缩窄型鳞癌。肿瘤 4.2cm×1.5cm 侵透肌层达纤维膜，淋巴结转移癌1/12，Ⅲ期。

图870　食管中段低分化髓质型鳞癌。肿瘤 7.0cm×4.0cm 侵透肌层达纤维膜，淋巴结转移癌8/31，Ⅲ期。标本左上方病灶为壁内转移灶。

图871　食管中段腺鳞癌。2.5cm×1.8cm 黏膜斑块伴糜烂灶，侵至黏膜下层，淋巴结转移癌1/24，Ⅱb期。

图872　食管下段中分化髓质型鳞癌。肿瘤 3.5cm×2.0cm 侵透肌层达纤维膜，淋巴结转移癌2/18，Ⅲ期。

图873　食管中段髓质型腺鳞癌（部分区域呈肉瘤样分化）。肿瘤 5.0cm×3.5cm 侵透肌层达纤维膜，淋巴结转移癌2/22，Ⅲ期。

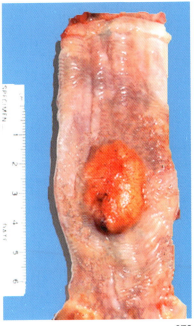

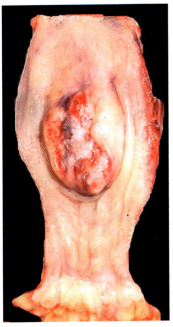

872

873

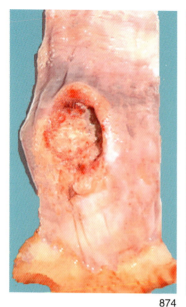
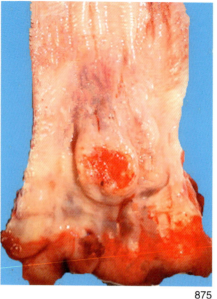
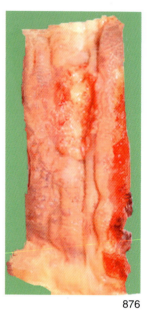

874

875

876

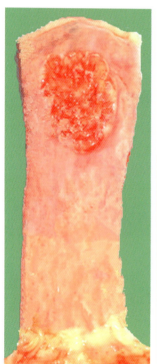
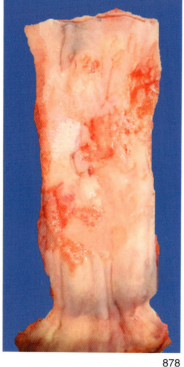

877

878

图874 食管下段中分化蕈伞型鳞癌。肿瘤4.2cm×3.0cm侵透肌层达纤维膜，淋巴结转移癌1/26，Ⅲ期。

图875 食管下段中分化髓质型鳞癌。肿瘤2.5cm×2.0cm侵透肌层达纤维膜，淋巴结转移癌4/22，Ⅲ期。

图876 食管中段中分化髓质型鳞癌。肿瘤3.5cm×1.5cm侵透肌层达纤维膜，淋巴结转移癌0/19，Ⅱa期。

图877 食管中段低分化髓质型鳞癌。肿瘤3.8cm×3.0cm侵至黏膜下层，淋巴结转移癌4/19，Ⅱb期。

图878 食管中下段低分化鳞癌。在9.5cm范围，一段广泛黏膜增厚的基础上有散在糜烂灶，肿瘤侵至黏膜下层，淋巴结转移癌2/40，Ⅱb期。

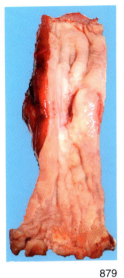
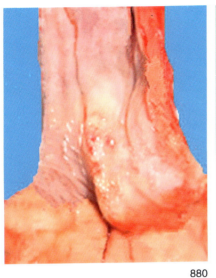
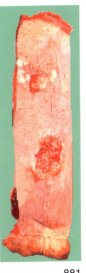
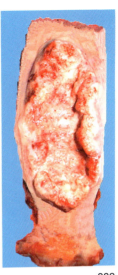

879　　　　　　　　　　　880　　　　　881　　　　　　　882

图879　食管中段中分化缩窄型鳞癌。肿瘤4.5cm×1.8cm侵透肌层达纤维膜，淋巴结转移癌0/29，Ⅱa期。

图880　食管下段低分化髓质型鳞癌。肿瘤5.0cm×1.5cm侵透肌层达纤维膜，淋巴结转移癌0/38，Ⅱa期。

图881　食管下段中分化蕈伞型鳞癌。肿瘤3.5cm×1.7cm侵透肌层达纤维膜，淋巴结转移癌5/24，Ⅲ期。另一个中段病灶为第二原发灶。

图882　食管中下段高分化蕈伞型鳞癌。肿瘤10.0cm×5.0cm侵透肌层达纤维膜，淋巴结转移癌0/17，Ⅱa期。

图883　食管下段中分化髓质型鳞癌。肿瘤4.0cm×3.5cm侵透肌层达纤维膜，淋巴结转移癌1/23，Ⅲ期。

图884　食管中段低分化髓质型鳞癌。肿瘤3.5cm×2.0cm侵透肌层达纤维膜，淋巴结转移癌1/22，Ⅲ期。

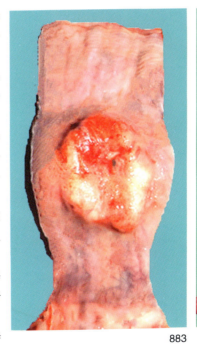
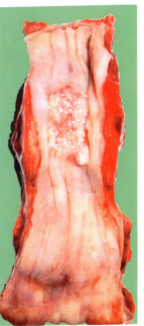

883　　　　　　　　　　　　884

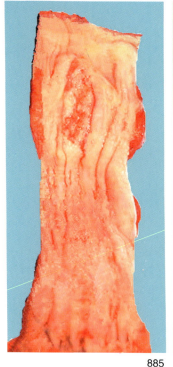
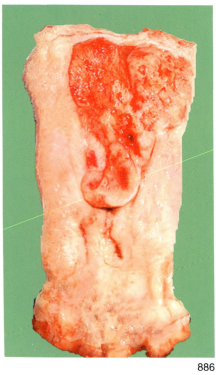
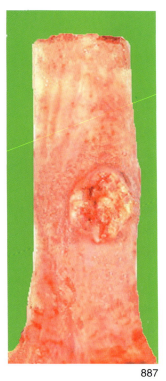

885　　　　　　　　886　　　　　　　　887

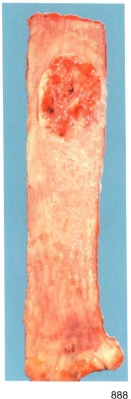
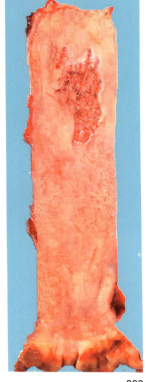

888　　　　　　　889

图885　食管中段中分化髓质型鳞癌。肿瘤4.3cm×3.0cm侵透肌层达纤维膜，淋巴结转移癌2/23，Ⅲ期。

图886　食管中段低分化髓质型鳞癌。肿瘤（形态像一棵大白菜）7.0cm×5.0cm侵透肌层达纤维膜，淋巴结转移癌0/33，Ⅱa期。

图887　食管下段中分化髓质型鳞癌。肿瘤2.2cm×1.8cm侵至浅肌层，淋巴结转移癌0/20，Ⅱa期。

图888　食管中上段中低分化髓质型鳞癌。肿瘤3.2cm×2.3cm侵至深肌层，淋巴结转移癌1/24，Ⅱb期。

图889　食管上中段低分化溃疡型鳞癌。肿瘤3.5cm×1.5cm侵透肌层达纤维膜，淋巴结转移癌0/24，Ⅱa期。

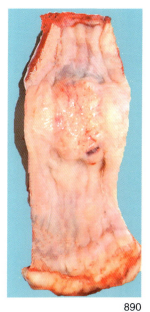
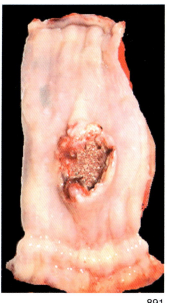
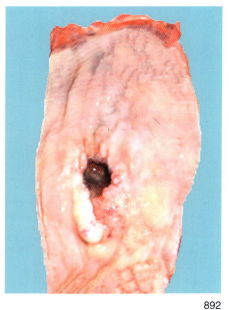

890　　　　　　　　　　　891　　　　　　　　　　　892

图 890　食管中段高分化髓质型鳞癌。肿瘤 4.3cm×4.6cm 侵透肌层达纤维膜，淋巴结转移癌 0/29，Ⅱa 期。

图 891　食管下段中分化蕈伞型鳞癌。肿瘤 3.2cm×2.5cm 侵至深肌层，淋巴结转移癌 0/31，Ⅱa 期。

图 892　食管下段中分化蕈伞型鳞癌。肿瘤 3.5cm×2.0cm 侵透肌层达纤维膜（有穿孔征象），淋巴结转移癌 0/36，Ⅱa 期。

图 893　食管中段中低分化蕈伞型鳞癌。肿瘤 7.0cm×3.0cm 侵透肌层达纤维膜，淋巴结转移癌 2/26，Ⅲ 期。

图 894　食管中段低分化溃疡型鳞癌。肿瘤 4.0cm×2.0cm 侵透肌层达纤维膜，淋巴结转移癌 0/31，Ⅱa 期。

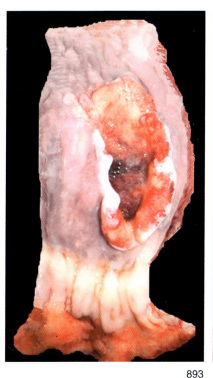
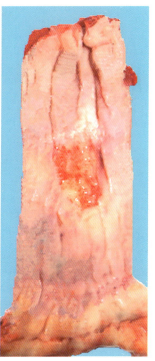

893　　　　　　　　　894

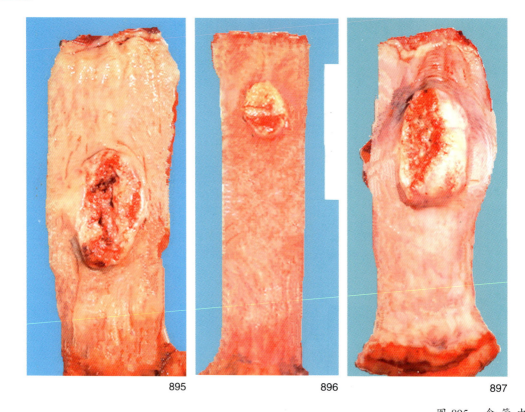

895　　　　　896　　　　　　897

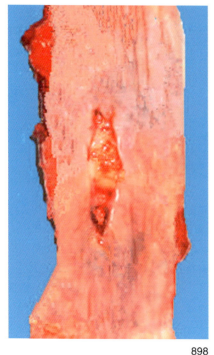

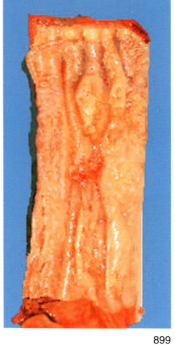

898　　　　　899

图895　食管中段中分化髓质型鳞癌。肿瘤4.2cm×2.4cm侵至深肌层，淋巴结转移癌6/24，Ⅱb期。

图896　食管中上段中分化髓质型鳞癌。肿瘤2.0cm×1.5cm侵透肌层达纤维膜，淋巴结转移癌0/10，Ⅱa期。

图897　食管中段高分化髓质型鳞癌。肿瘤5.0cm×3.0cm侵透肌层达纤维膜，淋巴结转移癌0/20，Ⅱa期。

图898　食管下段中低分化溃疡型鳞癌。肿瘤3.0cm×1.0cm侵透肌层达纤维膜，淋巴结转移癌6/27，Ⅲ期。

图899　食管中段中分化髓质型鳞癌。肿瘤3.0cm×1.0cm侵至深肌层，淋巴结转移癌2/8，Ⅱb期。

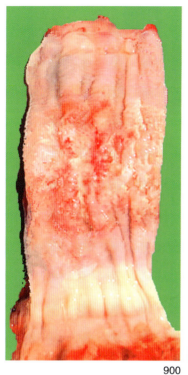
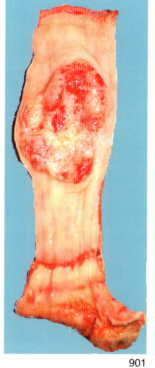
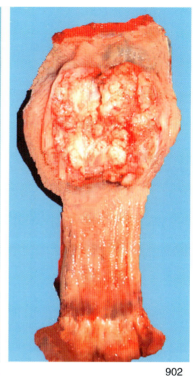

900　　　　　　　901　　　　　　　902

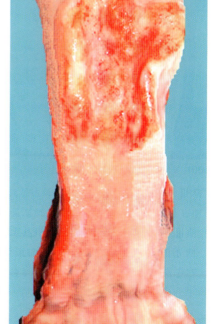

　　图900　食管下段中分化髓质型鳞癌。肿瘤5.0cm×5.0cm侵至黏膜下层，淋巴结转移癌2/27，Ⅱb期。

　　图901　食管中段中分化蕈伞型鳞癌。肿瘤5.0cm×3.5cm侵至深肌层，淋巴结转移癌0/18，Ⅱa期。

　　图902　食管中段高分化髓质型鳞癌。肿瘤5.0cm×5.0cm侵透肌层达纤维膜，淋巴结转移癌0/38，Ⅱa期。

　　图903　食管中段中分化髓质型鳞癌。肿瘤5.5cm×4.0cm侵透肌层达纤维膜，淋巴结转移癌0/33，Ⅱa期。

903

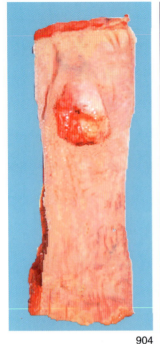
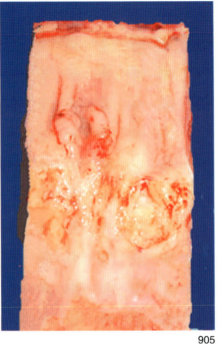
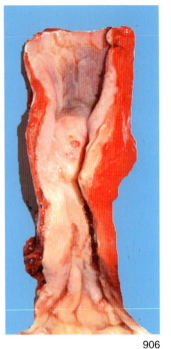

904   905   906

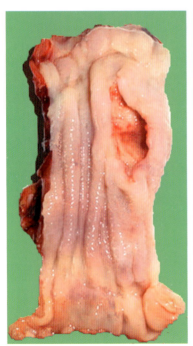
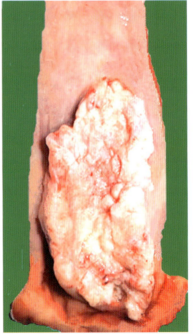

图904　食管中段低分化髓质型鳞癌。肿瘤3.0cm×2.5cm侵至深肌层，淋巴结转移癌0/20，Ⅱa期。

图905　食管下段高中分化髓质型鳞癌。肿瘤5.0cm×5.0cm侵透肌层达纤维膜，淋巴结转移癌1/17，Ⅲ期。

图906　食管中段中高分化缩窄型鳞癌。肿瘤（食管腔内肿物似婴儿头像）4.0cm×2.0cm侵透肌层达纤维膜，淋巴结转移癌4/15，Ⅲ期。

图907　食管中段低分化溃疡型鳞癌。肿瘤3.5cm×1.5cm侵透肌层达纤维膜，淋巴结转移癌2/19，Ⅲ期。

图908　食管中下段高中分化髓质型鳞癌。肿瘤9.0cm×4.0cm侵透肌层达纤维膜，淋巴结转移癌13/29，Ⅲ期。

907   908

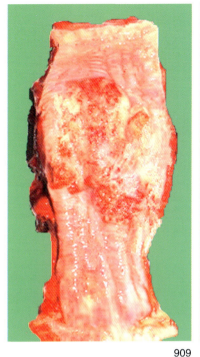
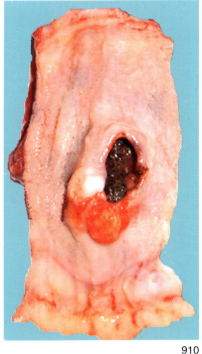
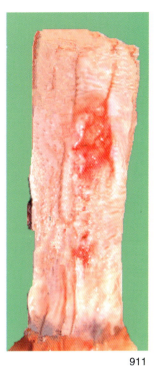

909 910 911

图 909 食管中段中分化髓质型鳞癌。肿瘤 5.0cm×3.5cm 侵透肌层达纤维膜，淋巴结转移癌 0/22，Ⅱa 期。

图 910 食管下段低分化蕈伞型鳞癌。肿瘤 4.5cm×3.0cm 侵至深肌层（有穿孔征象），淋巴结转移癌 0/30，Ⅱa 期。

图 911 食管中段中分化髓质型鳞癌。肿瘤 5.5cm×1.8cm 侵至浅肌层，淋巴结转移癌 1/19，Ⅱb 期。

图 912 食管中段低分化缩窄型鳞癌。肿瘤 3.0cm×1.5cm 侵透肌层达纤维膜，淋巴结转移癌 0/8，Ⅱa 期。

图 913 食管中段中分化蕈伞型鳞癌。肿瘤 5.0cm×4.0cm 侵透肌层达纤维膜，淋巴结转移癌 0/36，Ⅱa 期。

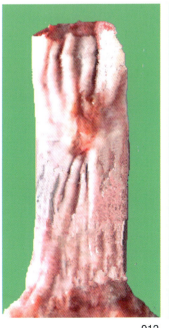
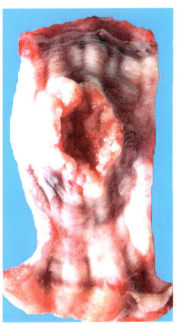

912 913

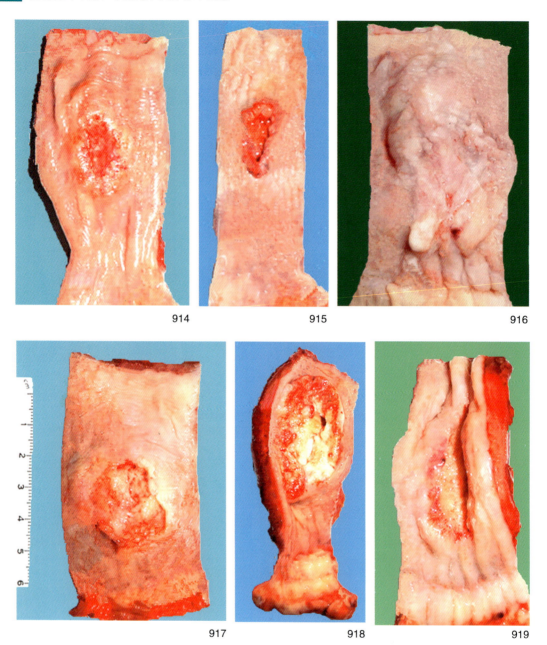

914   915   916

917   918   919

　图914　食管中段高分化蕈伞型鳞癌。肿瘤3.0cm×1.5cm侵至深肌层，淋巴结转移癌0/22，Ⅱa期。

　图915　食管中段低分化蕈伞型鳞癌。肿瘤3.2cm×1.5cm侵透肌层达纤维膜，淋巴结转移癌2/25，Ⅲ期。

　图916　食管中下段中分化髓质型鳞癌。8.0cm×5.0cm黏膜增厚呈斑块状伴溃疡，肿瘤侵透肌层达纤维膜，淋巴结转移癌3/24，Ⅲ期。

　图917　食管下段中低分化溃疡型鳞癌。肿瘤2.5cm×2.5cm侵透肌层达纤维膜，淋巴结转移癌4/28Ⅲ期。

　图918　食管中段高分化髓质型鳞癌。肿瘤6.5cm×3.5cm侵透肌层达纤维膜，淋巴结转移癌0/11，Ⅱa期。

　图919　食管中段中分化蕈伞型鳞癌。肿瘤5.5cm×3.0cm侵透肌层达纤维膜，淋巴结转移癌0/28，Ⅱa期。

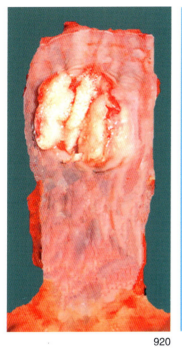

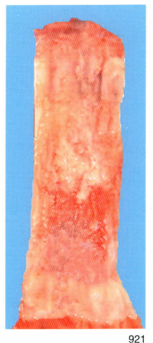

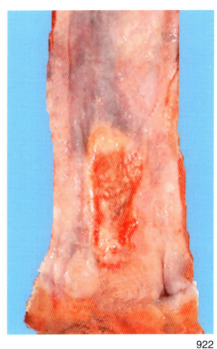

920 921 922

图920　食管中段中分化髓质型鳞癌。肿瘤4.0cm×3.5cm侵透肌层达纤维膜，淋巴结转移癌2/20，Ⅲ期。

图921　食管中段低分化斑块型鳞癌。肿瘤3.0cm×1.5cm侵透肌层达纤维膜，淋巴结转移癌1/22，Ⅲ期。

图922　食管下段低分化髓质型鳞癌。肿瘤4.0cm×1.5cm侵透肌层达纤维膜，淋巴结转移癌8/25，Ⅲ期。

图923　食管中段高分化蕈伞型鳞癌。肿瘤4.0cm×2.2cm侵透肌层达纤维膜，淋巴结转移癌0/22，Ⅱa期。

图924　食管中段低分化髓质型鳞癌。肿瘤6.0cm×5.5cm侵透肌层达纤维膜，淋巴结转移癌0/7，Ⅱa期。此例为两个并排病灶。

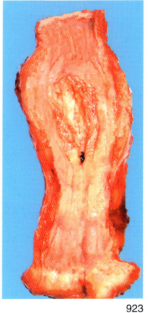

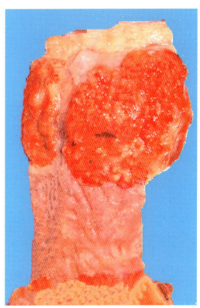

923 924

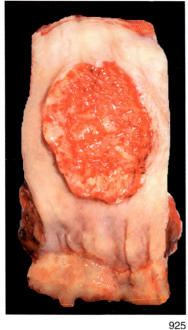
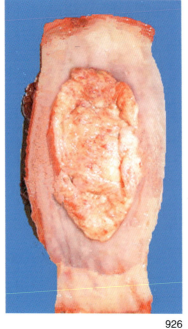
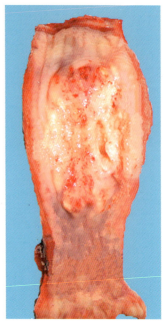

925

926

927

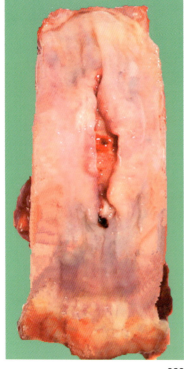
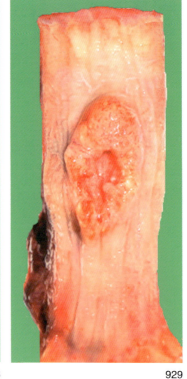

928

929

图925　食管中段中分化髓质型鳞癌。肿瘤（饼状）6.5cm×5.5cm侵透肌层达纤维膜，淋巴结转移癌0/21，Ⅱa期。

图926　食管中下段高分化蕈伞型鳞癌。肿瘤6.0cm×3.0cm侵透肌层达纤维膜，淋巴结转移癌0/34，Ⅱa期。

图927　食管中段低分化髓质型鳞癌。肿瘤6.5cm×3.5cm侵透肌层达纤维膜，淋巴结转移癌5/25，Ⅲ期。

图928　食管中段低分化溃疡型鳞癌。肿瘤6.0cm×1.0cm侵透肌层达纤维膜，淋巴结转移癌1/32，Ⅲ期。

图929　食管中段低分化蕈伞型鳞癌。肿瘤5.0cm×3.0cm侵至浅肌层，淋巴结转移癌0/19，Ⅱa期。

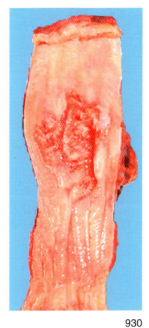
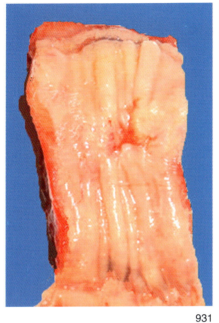
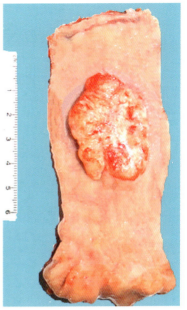

930　　　　　　　　　　931　　　　　　　　　932

图930　食管中段高中分化蕈伞型鳞癌。肿瘤4.0cm×3.0cm侵至浅肌层，淋巴结转移癌1/18，Ⅱb期。

图931　食管中下段中分化髓质型鳞癌。肿瘤1.5cm×1.2cm侵至浅肌层，淋巴结转移癌1/24，Ⅱb期。

图932　食管中段中分化蕈伞型鳞癌。肿瘤5.0cm×3.5cm侵至浅肌层，淋巴结转移癌0/18，Ⅱa期。

图933　食管中段中分化蕈伞型鳞癌。肿瘤5.5cm×3.0cm侵至深肌层，淋巴结转移癌0/30，Ⅱa期。

图934　食管中段高分化髓质型鳞癌。肿瘤3.0cm×1.8cm侵至浅肌层，淋巴结转移癌0/17，Ⅱa期。

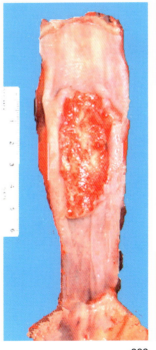
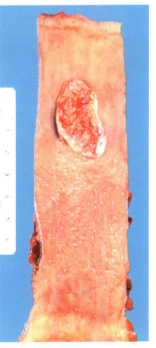

933　　　　　　　　　　934

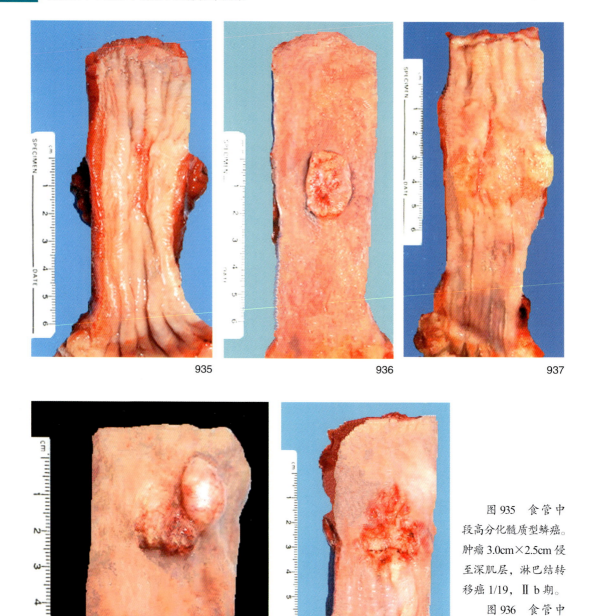

935

936

937

938

939

图 935　食管中段高分化髓质型鳞癌。肿瘤 3.0cm×2.5cm 侵至深肌层，淋巴结转移癌 1/19，Ⅱb 期。

图 936　食管中段高分化髓质型鳞癌。肿瘤 2.5cm×1.6cm 侵至浅肌层，淋巴结转移癌 0/8，Ⅱa 期。

图 937　食管中段高分化髓质型鳞癌。肿瘤 4.0cm×3.5cm 侵透肌层达纤维膜，淋巴结转移癌 9/25，Ⅲ 期。

图 938　食管中段中分化髓质型鳞癌。肿瘤 2.8cm×2.0cm 侵透肌层达纤维膜，淋巴结转移癌 1/17，Ⅲ 期。

图 939　食管中段中低分化髓质型鳞癌。肿瘤 4.0cm×3.0cm 侵透肌层达纤维膜，淋巴结转移癌 9/23，Ⅲ 期。

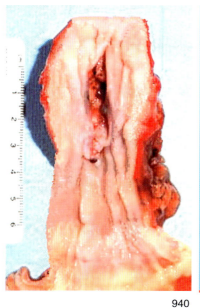

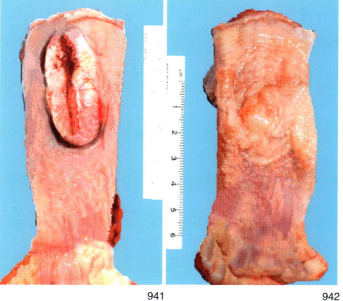

940　　　　　　　　　941　　　　　　　　　942

　　图940　食管中段低分化溃疡型鳞癌。肿瘤4.0cm×1.0cm侵透肌层达纤维膜，淋巴结转移癌0/21，Ⅱa期。

　　图941　食管中段中分化蕈伞型鳞癌。肿瘤4.0cm×1.8cm侵至深肌层，淋巴结转移癌0/23，Ⅱa期。

　　图942　食管中段中分化髓质型鳞癌。肿瘤6.0cm×4.0cm侵透肌层达纤维膜，淋巴结转移癌1/26，Ⅲ期。

　　图943　食管中段高分化蕈伞型鳞癌。肿瘤5.0cm×3.0cm侵透肌层达纤维膜，淋巴结转移癌0/23，Ⅱa期。

　　图944　食管中下段高分化溃疡型鳞癌。肿瘤4.0cm×0.5cm侵透肌层达纤维膜，淋巴结转移癌0/16，Ⅱa期。

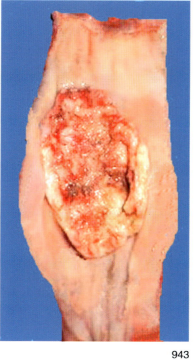

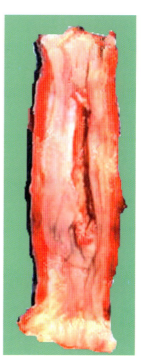

943　　　　　　　　　944

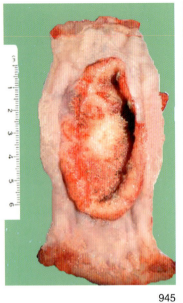
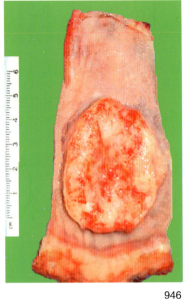
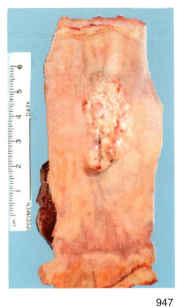

945　　　　　　　　　　946　　　　　　　　　　947

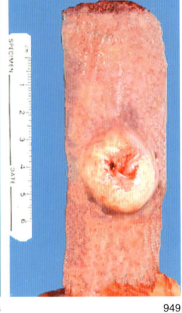

948　　　　　　　　949

图945　食管中下段低分化蕈伞型鳞癌。肿瘤 7.0cm×3.8cm 侵透肌层达纤维膜，淋巴结转移癌 0/22，Ⅱa 期。

图946　食管下段中低分化蕈伞型鳞癌。肿瘤 5.5cm×4.0cm 侵至深肌层，淋巴结转移癌 3/57，Ⅱb 期。

图947　食管中段中分化髓质型鳞癌。肿瘤 4.0cm×1.8cm 侵至深肌层，淋巴结转移癌 0/44，Ⅱa 期。

图948　食管下段中分化髓质型鳞癌。肿瘤 4.5cm×3.5cm 侵透肌层达纤维膜，淋巴结转移癌 1/42，Ⅲ期。

图949　食管下段中分化髓质型鳞癌。肿瘤 3.0cm×2.5cm 侵至深肌层，淋巴结转移癌 0/8，Ⅱa 期。

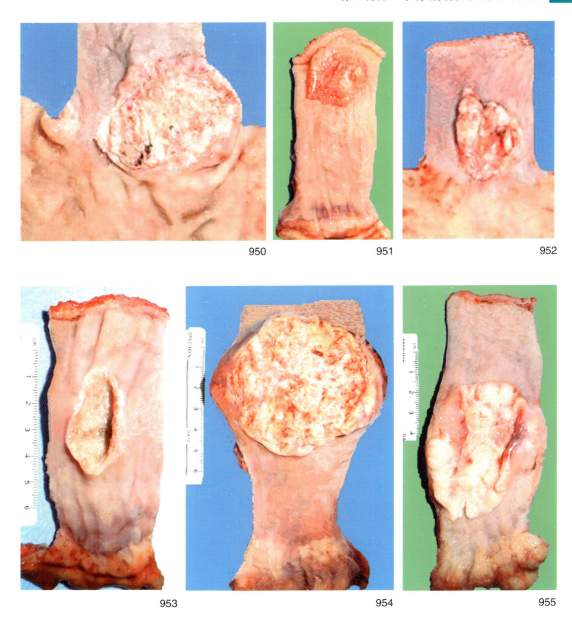

950　　　　　　　　951　　　　　　　　952

953　　　　　　　　954　　　　　　　　955

图 950　食管下段高分化髓质型鳞癌。肿瘤 3.3cm×4.0cm 侵透肌层达纤维膜，侵及食管胃交界线，淋巴结转移癌 0/18，Ⅱa 期。

图 951　食管中段中分化髓质型鳞癌。肿瘤 2.5cm×3.2cm 侵至浅肌层，淋巴结转移癌 0/11，Ⅱa 期。

图 952　食管下段中分化髓质型鳞癌。肿瘤 4.0cm×3.5cm 侵至深肌层，淋巴结转移癌 2/24，Ⅱb 期。

图 953　食管中段中分化蕈伞型鳞癌。肿瘤 3.8cm×1.8cm 侵透肌层达纤维膜，淋巴结转移癌 2/29，Ⅲ期。

图 954　食管中段高分化髓质型鳞癌。肿瘤（饼状）6.5cm×7.0cm 侵透肌层达纤维膜，淋巴结转移癌 0/40，Ⅱa 期。

图 955　食管中下段中分化髓质型鳞癌。肿瘤 6.0cm×4.0cm 侵透肌层达纤维膜，淋巴结转移癌 0/40，Ⅱa 期。

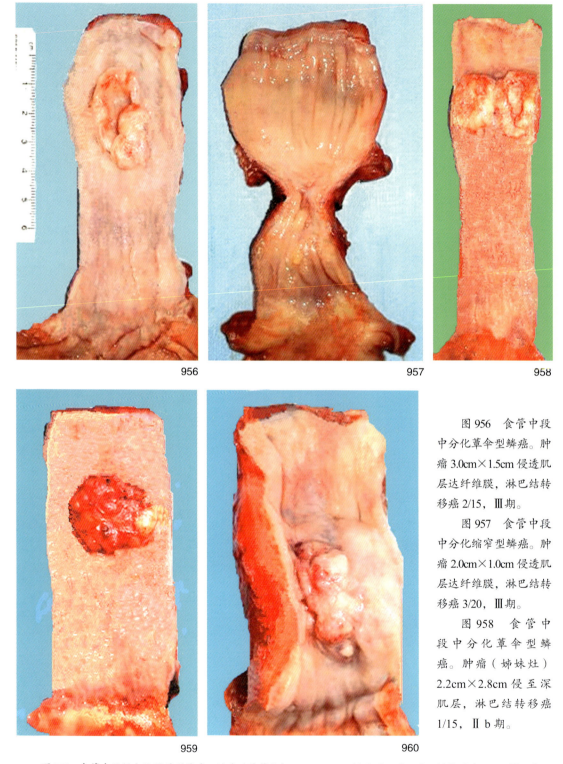

956

957

958

959

960

图956　食管中段中分化蕈伞型鳞癌。肿瘤3.0cm×1.5cm侵透肌层达纤维膜，淋巴结转移癌2/15，Ⅲ期。

图957　食管中段中分化缩窄型鳞癌。肿瘤2.0cm×1.0cm侵透肌层达纤维膜，淋巴结转移癌3/20，Ⅲ期。

图958　食管中段中分化蕈伞型鳞癌。肿瘤（姊妹灶）2.2cm×2.8cm侵至深肌层，淋巴结转移癌1/15，Ⅱb期。

图959　食管中段低分化髓质型鳞癌。肿瘤（桑葚状）2.5cm×2.7cm侵至深肌层，淋巴结转移癌0/15，Ⅱa期。

图960　食管下段低分化髓质型鳞癌。肿瘤3.5cm×2.0cm侵透肌层达纤维膜，淋巴结转移癌12/32，Ⅲ期。

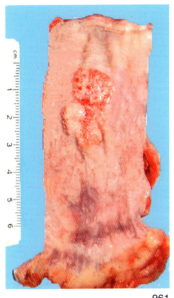

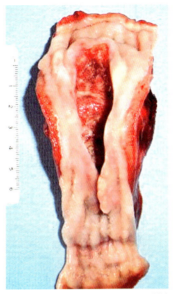

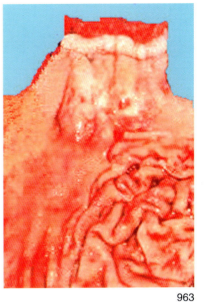

961

962

963

图961 食管中段中低分化髓质型鳞癌。肿瘤2.8cm×1.5cm侵至深肌层，淋巴结转移癌0/17，Ⅱa期。

图962 食管中下段中低分化溃疡型鳞癌。肿瘤7.5cm×2.5cm侵透肌层达纤维膜，淋巴结转移癌6/49，Ⅲ期。

图963 食管下段中低分化髓质型鳞癌。肿瘤4.5cm×4.5cm侵透肌层达纤维膜，累及食管胃交界线，淋巴结转移癌3/22，Ⅲ期。

图964 食管下段低分化蕈伞型鳞癌。肿瘤3.5cm×1.5cm侵透肌层达纤维膜，淋巴结转移癌4/32，Ⅲ期。

图965 食管中段中分化息肉型鳞癌。肿瘤2.5cm×1.8cm侵至深肌层，淋巴结转移癌0/23，Ⅱa期。

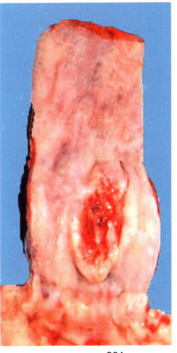

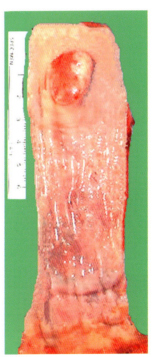

964

965

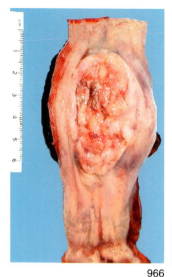
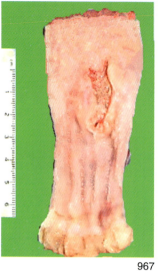
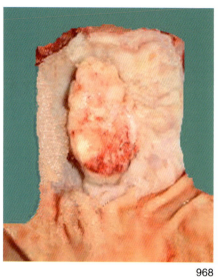

966 967 968

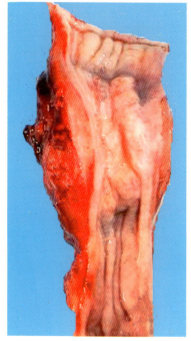
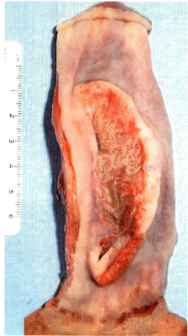

969 970

图 966 食管中段中分化髓质型鳞癌。肿瘤 5.5cm×3.0cm 侵透肌层达纤维膜，淋巴结转移癌 0/18，Ⅱa 期。

图 967 食管中段中分化蕈伞型鳞癌。肿瘤 3.0cm×1.5cm 侵透肌层达纤维膜，淋巴结转移癌 0/45，Ⅱa 期。

图 968 食管下段高分化髓质型鳞癌。肿瘤 3.0cm×1.5cm 侵至黏膜下层，淋巴结转移癌 3/20，Ⅱb 期。

图 969 食管中段中分化髓质型鳞癌。肿瘤 5.0cm×2.5cm 侵透肌层达纤维膜，淋巴结转移癌 0/34，Ⅱa 期。

图 970 食管中下段高分化蕈伞型鳞癌。肿瘤 7.5cm×2.5cm 侵透肌层达纤维膜，淋巴结转移癌 0/46，Ⅱa 期。

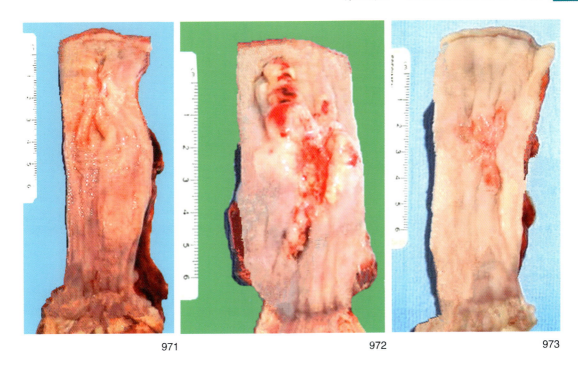

971 972 973

图 971 食管中段中分化缩窄型鳞癌。肿瘤 3.0cm×1.5cm 侵透肌层达纤维膜，淋巴结转移癌 0/14，Ⅱa 期。

图 972 食管中下段低分化髓质型鳞癌。肿瘤 6.0cm×3.0cm 侵至深肌层，淋巴结转移癌 2/24，Ⅱb 期。

图 973 食管中段中分化缩窄型鳞癌。肿瘤 3.5cm×1.5cm 侵至浅肌层，淋巴结转移癌 0/11，Ⅱa 期。

图 974 食管中段中分化草伞型鳞癌。肿瘤 3.7cm×2.5cm 侵透肌层达纤维膜，淋巴结转移癌 4/19，Ⅲ 期。

图 975 食管中段中分化髓质型鳞癌。肿瘤 5.0cm×4.0cm 侵透肌层达纤维膜，淋巴结转移癌 2/25，Ⅲ 期。

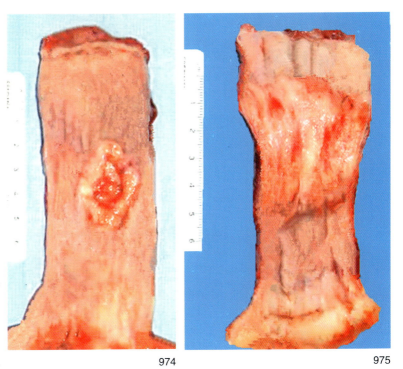

974 975

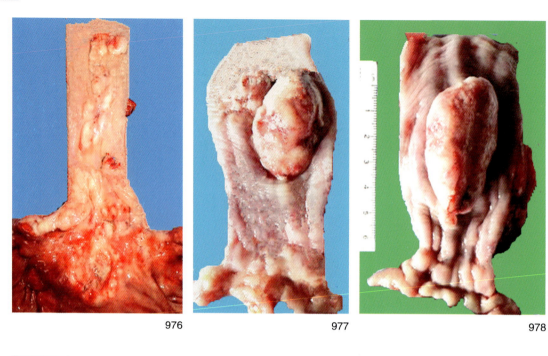

976　　　　　　　　　　　　977　　　　　　　　　　　　978

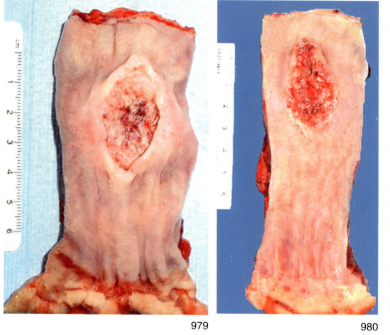

979　　　　　　　　　　　980

图976　食管下段中分化溃疡型鳞癌。下段主体肿瘤5.0cm×6.0cm，肿瘤全长11.0cm，侵透肌层达纤维膜。肿瘤下行跨过交界线侵入胃，上行病灶为壁内转移。上下切缘净，淋巴结转移癌5/29，Ⅲ期。

图977　食管中段中分化息肉型鳞癌。肿瘤4.0cm×3.5cm侵至深肌层，淋巴结转移癌0/20，Ⅱa期。

图978　食管中下段中分化息肉型鳞癌。肿瘤5.5cm×2.5cm侵至浅肌层，淋巴结转移癌2/16，Ⅱb期。

图979　食管中段高分化蕈伞型鳞癌。肿瘤4.0cm×2.5cm侵透肌层达纤维膜，淋巴结转移癌0/15，Ⅱa期。

图980　食管中段高分化髓质型鳞癌。肿瘤3.8cm×2.5cm侵透肌层达纤维膜，淋巴结转移癌0/20，Ⅱa期。

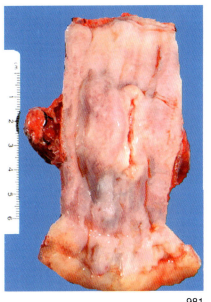
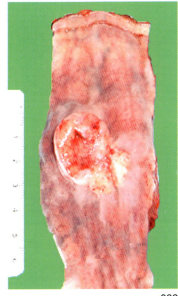
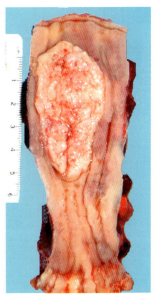

981　　　　　　　　　　982　　　　　　　　　983

图 981　食管中段低分化髓质型鳞癌。肿瘤 5.0cm×5.0cm 侵透肌层达纤维膜，淋巴结转移癌 2/22，Ⅲ期。

图 982　食管中段中分化草伞型鳞癌。肿瘤 3.0cm×2.0cm 侵至深肌层，淋巴结转移癌 0/15，Ⅱa期。

图 983　食管中段中分化髓质型鳞癌。肿瘤 6.0cm×2.8cm 侵透肌层达纤维膜，淋巴结转移癌 1/25，Ⅲ期。

图 984　食管中段中分化髓质型鳞癌。肿瘤 5.5cm×2.8cm 侵透肌层达纤维膜，淋巴结转移癌 0/31，Ⅱa期。

图 985　食管中段低分化溃疡型鳞癌。肿瘤 3.0cm×1.5cm 侵透肌层达纤维膜，淋巴结转移癌 0/15，Ⅱa期。

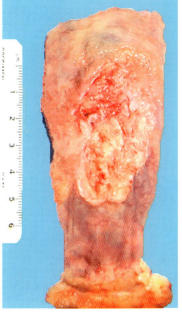
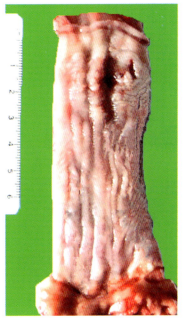

984　　　　　　　　　985

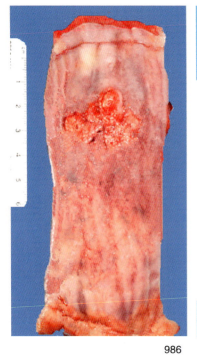
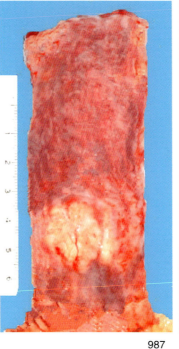
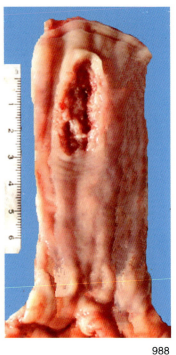

986   987   988

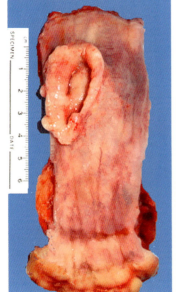
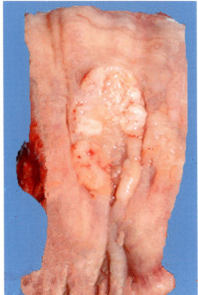

989   990

图 986　食管中段高分化髓质型鳞癌。肿瘤2.3cm×3.0cm侵至浅肌层，淋巴结转移癌0/8，Ⅱa期。

图 987　食管下段高分化髓质型鳞癌。肿瘤2.5cm×2.2cm侵至深肌层，淋巴结转移癌0/15，Ⅱa期。

图 988　食管中段高分化蕈伞型鳞癌。肿瘤4.4cm×2.0cm侵透肌层达纤维膜，淋巴结转移癌1/18，Ⅲ期。

图 989　食管中段中分化蕈伞型鳞癌。肿瘤4.0cm×2.2cm侵透肌层达纤维膜，淋巴结转移癌0/21，Ⅱa期。

图 990　食管中段中分化蕈伞型鳞癌。肿瘤4.5cm×2.5cm侵透肌层达纤维膜，淋巴结转移癌0/14，Ⅱa期。

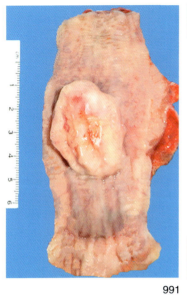

991

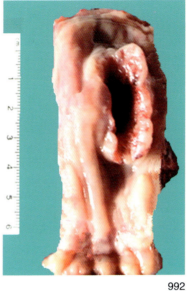

992

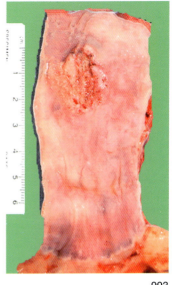

993

图991 食管中段高分化蕈伞型鳞癌。肿瘤4.0cm×3.0cm侵透肌层达纤维膜，淋巴结转移癌2/21，Ⅲ期。

图992 食管中段高分化蕈伞型鳞癌。肿瘤3.5cm×2.0cm侵透肌层达纤维膜，淋巴结转移癌1/15，Ⅲ期。

图993 食管中段中分化蕈伞型鳞癌。肿瘤2.5cm×2.0cm侵至深肌层，淋巴结转移癌0/15，Ⅱa期。

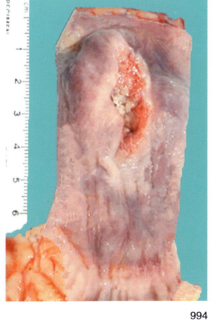

994

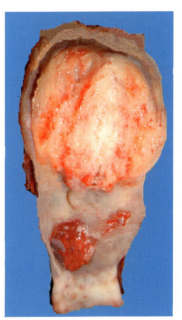

995

图994 食管中段中分化髓质型鳞癌。肿瘤4.5cm×2.5cm侵透肌层达纤维膜，淋巴结转移癌0/21，Ⅱa期。

图995 食管中下段中分化髓质型鳞癌。肿瘤6.5cm×5.5cm侵透肌层达纤维膜，下段的病灶为壁内转移，淋巴结转移癌2/32，Ⅲ期。

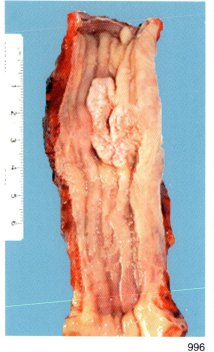
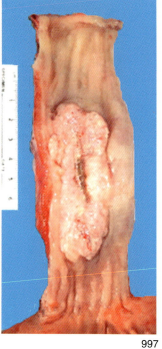
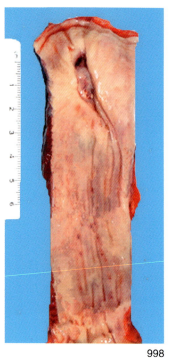

996

997

998

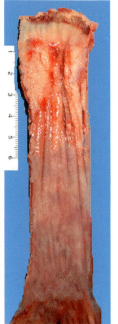
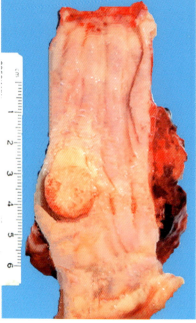

图996　食管中段高分化髓质型鳞癌。肿瘤3.0cm×1.0cm侵至浅肌层，淋巴结转移癌0/8，Ⅱa期。

图997　食管中下段高分化髓质型鳞癌。肿瘤6.5cm×2.8cm侵透肌层达纤维膜，淋巴结转移癌1/14，Ⅲ期。

图998　食管上中段低分化溃疡型鳞癌。肿瘤4.0cm×1.5cm侵透肌层达纤维膜，淋巴结转移癌2/11，Ⅲ期。

图999　食管上段低分化髓质型鳞癌。肿瘤3.5cm×2.5cm侵至深肌层，淋巴结转移癌0/14，Ⅱa期。

图1000　食管下段低分化息肉型鳞癌。肿瘤2.3cm×1.8cm侵至深肌层，淋巴结转移癌1/9，Ⅱb期。

999

1000

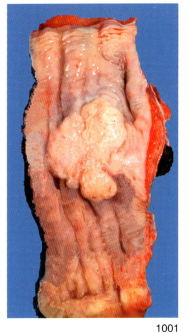

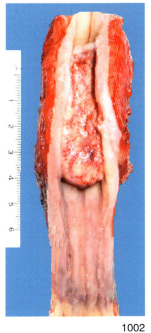

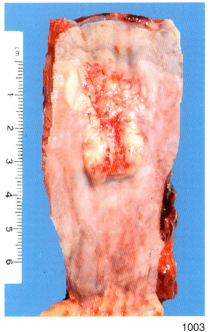

1001　　　　　　　　　　1002　　　　　　　　　　1003

图 1001　食管中段高分化髓质型鳞癌。肿瘤 4.5cm×3.5cm 侵透肌层达纤维膜，淋巴结转移癌 2/21，Ⅲ期。

图 1002　食管上中段中分化髓质型鳞癌。肿瘤 5.5cm×2.5cm 侵透肌层达纤维膜，淋巴结转移癌 0/20，Ⅱa 期。

图 1003　食管中段低分化髓质型鳞癌。肿瘤 3.5cm×2.5cm 侵透肌层达纤维膜，淋巴结转移癌 4/22，Ⅲ期。

图 1004　食管中段中分化缩窄型鳞癌。肿瘤 5.3cm×1.2cm 侵透肌层达纤维膜，淋巴结转移癌 2/18，Ⅲ期。

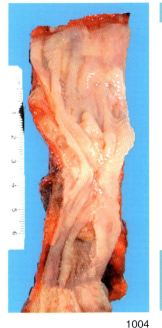

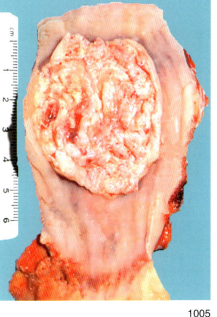

1004　　　　　　　　　　1005

图 1005　食管中段中分化髓质型鳞癌。肿瘤（饼状）5.0cm×4.0cm 侵透肌层达纤维膜，淋巴结转移癌 3/20，Ⅲ期。

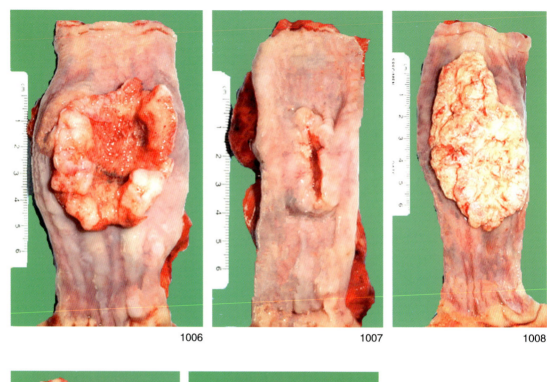

1006   1007   1008

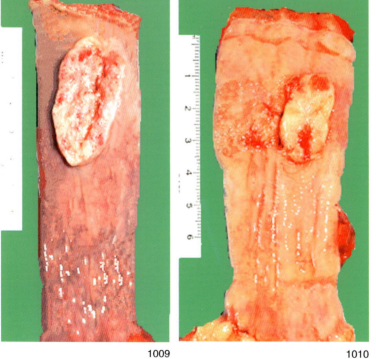

1009   1010

图1006　食管中段中分化蕈伞型鳞癌。肿瘤5.5cm×4.2cm侵透肌层达纤维膜，淋巴结转移癌1/19，Ⅲ期。

图1007　食管中段中分化蕈伞型鳞癌。肿瘤3.5cm×1.5cm侵透肌层达纤维膜，淋巴结转移癌5/31，Ⅲ期。

图1008　食管中下段高分化髓质型鳞癌。肿瘤7.0cm×3.8cm侵透肌层达纤维膜，淋巴结转移癌0/19，Ⅱa期。

图1009　食管中段中分化蕈伞型鳞癌。肿瘤4.5cm×2.1cm侵至深肌层，淋巴结转移癌2/15，Ⅱb期。

　　图1010　食管中段高分化髓质型鳞癌。肿瘤2.5cm×2.0cm结节病灶侵至浅肌层，周围伴2.5cm宽累及全周的红色糜烂灶，淋巴结转移癌0/10，Ⅱa期。

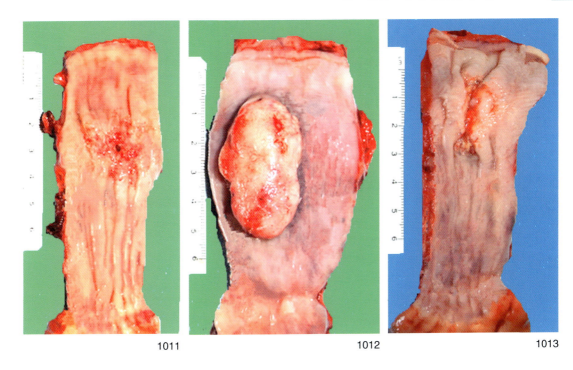

1011　　　　　　　1012　　　　　　　1013

图 1011　食管中段中分化
髓质型鳞癌。肿瘤 3.0cm×2.5cm
侵及深肌层，淋巴结转移癌
1/15，Ⅱb 期。

图 1012　食管中下段低分化
息肉型鳞癌。肿瘤 4.5cm×2.5cm
侵及浅肌层，淋巴结转移癌
0/9，Ⅱa 期。

图 1013　食管中段中分化
缩窄型鳞癌。肿瘤 3.0cm×1.5cm
侵至深肌层，淋巴结转移癌
1/15，Ⅱb 期。

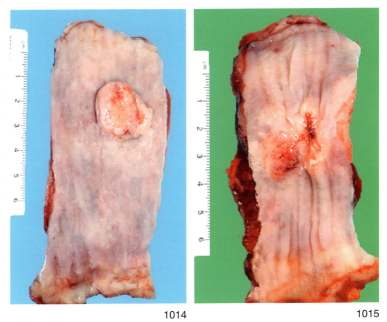

1014　　　　　　　1015

图 1014　食管中段低分化髓质型鳞癌。肿瘤 2.2cm×2.2cm 侵至黏膜下层，淋巴结转移癌 3/19，Ⅱb 期。

图 1015　食管中段高分化缩窄型鳞癌。肿瘤 2.5cm×1.8cm 侵透肌层达纤维膜，淋巴结转移癌 0/18，Ⅱa 期。

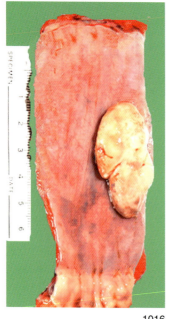
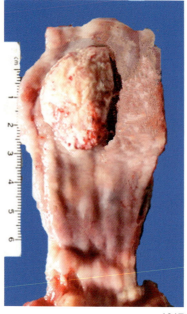
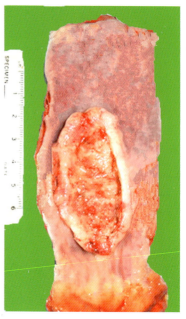

1016   1017   1018

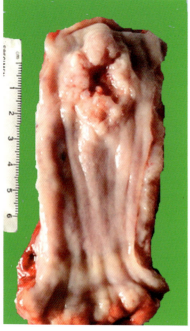
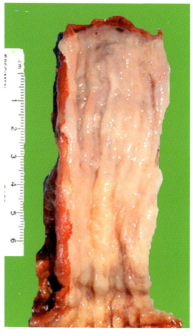

1019   1020

图1016　食管中段息肉型癌肉瘤。肿瘤4.5cm×2.0cm侵至浅肌层，淋巴结转移癌0/9，Ⅱa期。

图1017　食管中段低分化息肉型鳞癌。肿瘤3.5cm×2.6cm侵至浅肌层，淋巴结转移癌2/18，Ⅱb期。

图1018　食管下段中分化蕈伞型鳞癌。肿瘤6.0cm×3.0cm侵至深肌层，淋巴结转移癌2/28，Ⅱb期。

图1019　食管中段低分化蕈伞型鳞癌。肿瘤3.5cm×2.7cm侵透肌层达纤维膜，淋巴结转移癌3/33，Ⅲ期。

图1020　食管下段中分化髓质型鳞癌。肿瘤3.3cm×2.5cm侵至浅肌层，淋巴结转移癌0/15，Ⅱa期。

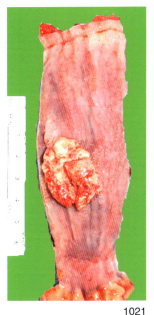

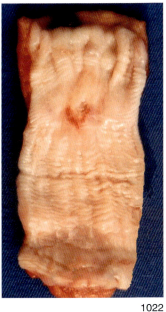

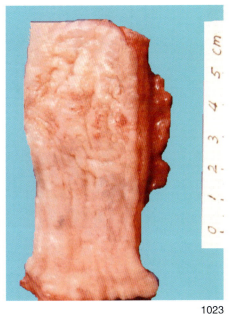

1021　　　　　　　　　　　1022　　　　　　　　　　　　　　1023

　　图 1021　食管下段中分化息肉型鳞癌。肿瘤 3.2cm×2.5cm 侵至浅肌层，淋巴结转移癌2/18，Ⅱa期。

　　图 1022　食管中段低分化缩窄型鳞癌。肿瘤 3.0cm×3.0cm 侵至深肌层，淋巴结转移癌3/25，Ⅱb期。

　　图 1023　食管中段低分化髓质型鳞癌。肿瘤 4.0cm×2.5cm 侵至深肌层，淋巴结转移癌2/32，Ⅱb期。

　　图 1024　食管中段中分化髓质型鳞癌。肿瘤 3.5cm×3.0cm 侵至深肌层，淋巴结转移癌0/12，Ⅱa期。

　　图 1025　食管中段中分化髓质型鳞癌。肿瘤 3.5cm×2.0cm 侵透肌层达纤维膜，淋巴结转移癌1/12，Ⅲ期。

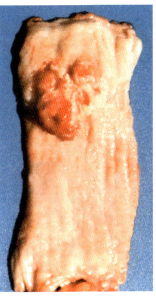

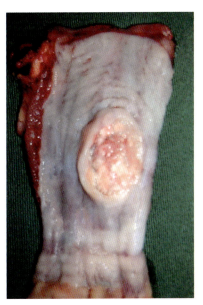

1024　　　　　　　　　　1025

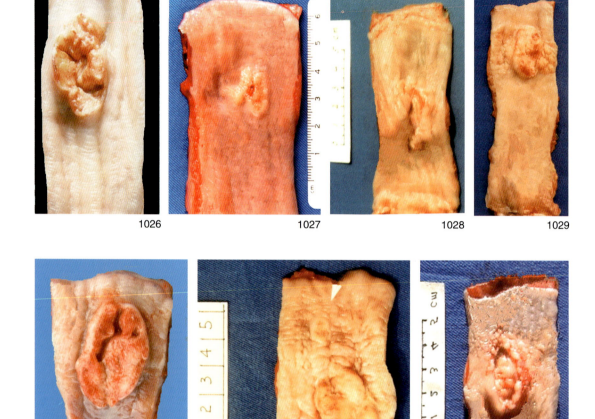

图 1026　食管中段低分化髓质型鳞癌。肿瘤 5.0cm×3.0cm 侵透肌层达纤维膜，淋巴结转移癌 2/16，Ⅲ期。

图 1027　食管中段中分化髓质型鳞癌。肿瘤 1.8cm×1.6cm 侵至浅肌层，淋巴结转移癌 0/10，Ⅱa期。

图 1028　食管下段高分化髓质型鳞癌。肿瘤 3.5cm×1.6cm 侵透肌层达纤维膜，淋巴结转移癌 2/20，Ⅲ期。

图 1029　食管中段中分化髓质型鳞癌。肿瘤 2.6cm×3.0cm 侵透肌层达纤维膜，淋巴结转移癌 2/25，Ⅲ期。

图 1030　食管中段高分化髓质型鳞癌。肿瘤 4.0cm×2.5cm 侵透肌层达纤维膜，淋巴结转移癌 2/21，Ⅲ期。

图 1031　食管中段中分化髓质型鳞癌。肿瘤 5.0cm×3.0cm 侵透肌层达纤维膜，淋巴结转移癌 3/35，Ⅲ期。

图 1032　食管中段中分化蕈伞型鳞癌。肿瘤 3.5cm×1.5cm 侵至深肌层，淋巴结转移癌 1/12，Ⅱb期。

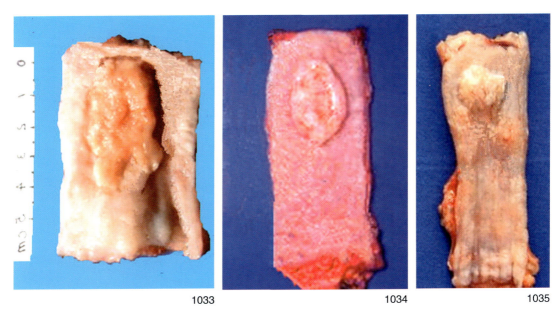

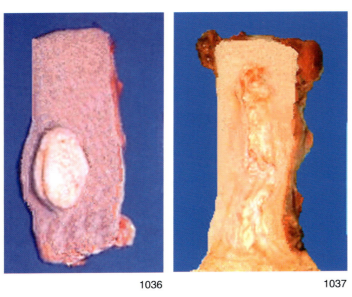

图 1033　食管中段高分化髓质型鳞癌。肿瘤 4.0cm×2.5cm 侵至深肌层，淋巴结转移癌 2/18，Ⅱb 期。

图 1034　食管中段中分化髓质型鳞癌。肿瘤 3.2cm×1.8cm 侵至浅肌层，淋巴结转移癌 0/10，Ⅱa 期。

图 1035　食管中段高分化髓质型鳞癌。肿瘤 3.5cm×2.0cm 侵透肌层达纤维膜，淋巴结转移癌 1/9，Ⅲ 期。

图 1036　食管下段中分化息肉型鳞癌。肿瘤 2.2cm×1.2cm 侵至浅肌层，淋巴结转移癌 0/8，Ⅱa 期。

图 1037　食管中下段低分化髓质型鳞癌。肿瘤 8.0cm×1.5cm 侵透肌层达纤维膜，淋巴结转移癌 3/21，Ⅲ 期。

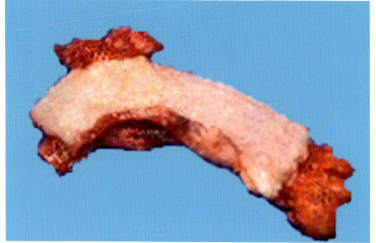
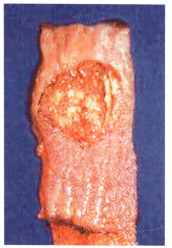

1038　　　　　　　　　　1039

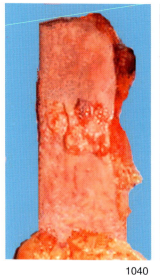
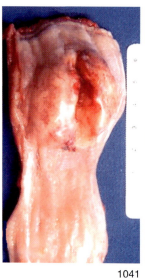
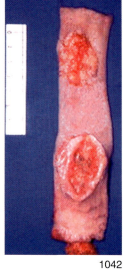
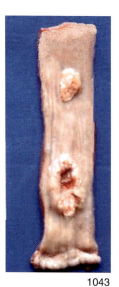

1040　　　　　　1041　　　　　　1042　　　　　　1043

图 1038　食管中段中分化息肉型鳞癌。肿瘤 3.0cm×1.5cm 侵至浅肌层，淋巴结转移癌 0/8，Ⅱa 期。

图 1039　食管中段中分化髓质型鳞癌。肿瘤 3.5cm×3.0cm 侵至深肌层，淋巴结转移癌 1/15，Ⅱb 期。

图 1040　食管中下段低分化髓质型鳞癌。肿瘤 2.5cm×3.0cm 侵至深肌层，淋巴结转移癌 2/23，Ⅱb 期。

图 1041　食管中段低分化髓质型鳞癌。肿瘤 4.0cm×3.8cm 侵透肌层达纤维膜，淋巴结转移癌 2/14，Ⅲ期。

图 1042　食管中下段中分化蕈伞型鳞癌。多源病灶，上、下两个病灶分别为 3.8cm×2.5cm 和 4.5cm×3.2cm，侵至深肌层，淋巴结转移癌 1/15，Ⅱb 期。

图 1043　食管中下段中分化蕈伞型鳞癌。多源病灶，上、下两个病灶分别为 4.5cm×2.5cm 和 2.3cm×1.5cm，侵至深肌层，淋巴结转移癌 1/14，Ⅱb 期。

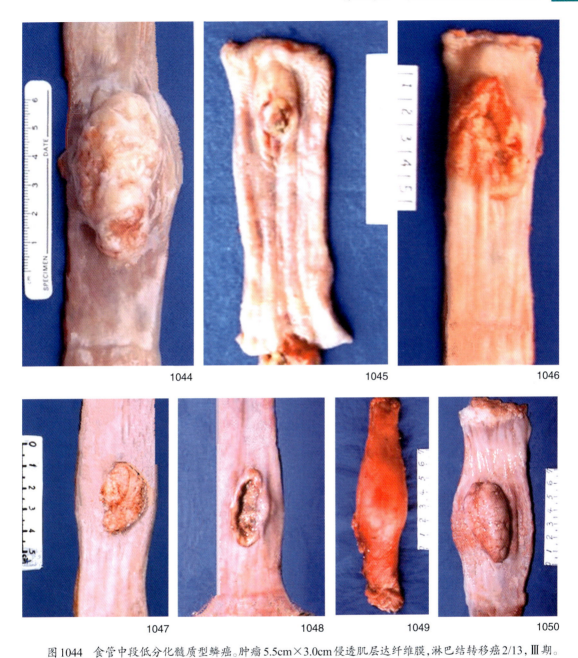

1044　　　　　　　　　1045　　　　　　　　　1046

1047　　　　　　1048　　　　　　1049　　　　　　1050

　　图1044　食管中段低分化髓质型鳞癌。肿瘤5.5cm×3.0cm侵透肌层达纤维膜，淋巴结转移癌2/13，Ⅲ期。

　　图1045　食管中段中分化髓质型鳞癌。肿瘤3.0cm×1.2cm侵至深肌层，淋巴结转移癌0/9，Ⅱa期。

　　图1046　食管中段中分化蕈伞型鳞癌。肿瘤4.0cm×3.0cm侵透肌层达纤维膜，淋巴结转移癌2/21，Ⅲ期。

　　图1047　食管中段中分化髓质型鳞癌。肿瘤2.8cm×1.5cm侵至深肌层，淋巴结转移癌2/10，Ⅱb期。

　　图1048　食管中段中分化蕈伞型鳞癌。肿瘤2.8cm×1.2cm侵透肌层达纤维膜，淋巴结转移癌2/15，Ⅲ期。

　　图1049　此图系切除后离体食管标本，切开前的状态。

　　图1050　为图1049标本切开后的状态。食管中段高分化息肉型鳞癌。肿瘤6.0cm×3.5cm侵至浅肌层，淋巴结转移癌0/8，Ⅱa期。

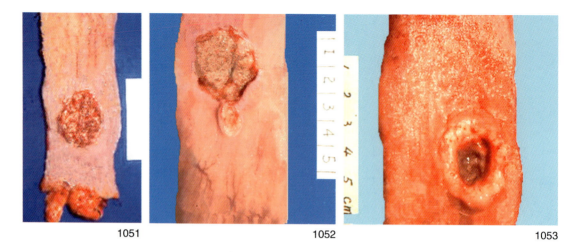

1051　　　　　　　　　　1052　　　　　　　　　　1053

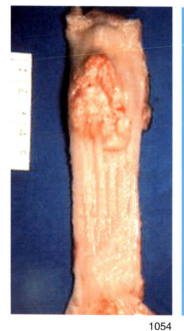
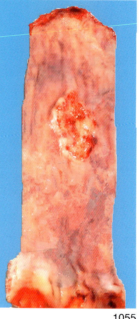

1054　　　　　　　　　　1055

图 1051　食管下段高分化髓质型鳞癌。肿瘤 3.3cm×2.5cm 侵至深肌层，淋巴结转移癌 0/10，Ⅱa 期。

图 1052　食管中段中分化髓质型鳞癌。肿瘤 4.0cm×2.5cm 侵至深肌层，淋巴结转移癌 2/12，Ⅱb 期。

图 1053　食管下段中分化蕈伞型鳞癌。肿瘤 3.0cm×2.2cm 侵透肌层达纤维膜，淋巴结转移癌 2/15，Ⅲ期。

图 1054　食管中段中分化蕈伞型鳞癌。肿瘤 4.0cm×2.3cm 侵透肌层达纤维膜，淋巴结转移癌 1/9，Ⅲ期。

图 1055　食管中段中分化髓质型鳞癌。肿瘤 3.2cm×2.0cm 侵至深肌层，淋巴结转移癌 0/12，Ⅱa 期。

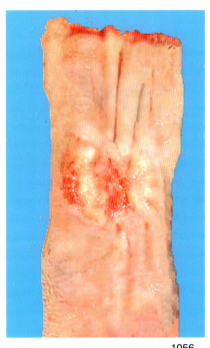

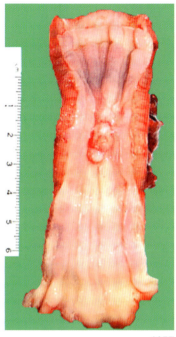

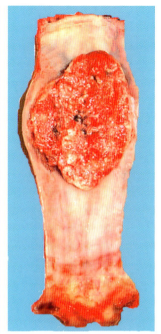

1056　　　　　　　　　　　　　　1057　　　　　　　　　　　　1058

图 1056　食管中段低分化髓质型鳞癌。肿瘤 2.5cm×2.8cm 侵透肌层达纤维膜，淋巴结转移癌 1/11，Ⅲ 期。

图 1057　食管中段中分化缩窄型鳞癌。肿瘤 2.5cm×1.0cm 侵透肌层达纤维膜，淋巴结转移癌 2/15，Ⅲ 期。

图 1058　食管中段中分化髓质型鳞癌。肿瘤（饼状）5.0cm×4.0cm 侵透肌层达纤维膜，淋巴结转移癌 2/21，Ⅲ 期。

图 1059　食管中段低分化蕈伞型鳞癌。肿瘤 4.5cm×3.0cm 侵透肌层达纤维膜，淋巴结转移癌 2/25，Ⅲ 期。

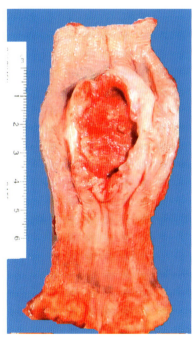

1059

　　下面四例大体标本误从肿瘤组织剪开，破坏了瘤体的完整性，失去研究意义。但仍采用此图的用意是想将错就错，从另一个角度观察肿瘤的形态和生长状态。这样或许有些异样启发，如对临床诊断和姑息处理，会有些许益处。

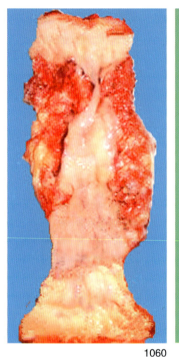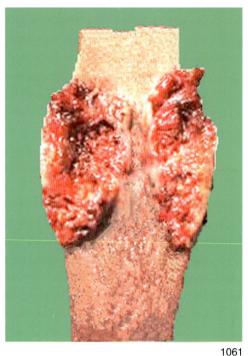

1060　　　　　　　　　　　　　　　　1061

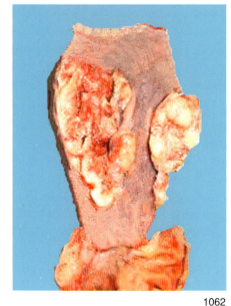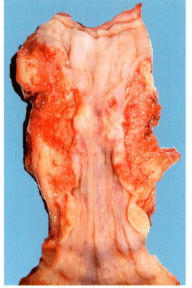

1062　　　　　　　　　　　　　　　　1063

　　图 1060　食管下段高分化鳞癌，Ⅱa 期。

　　图 1061　食管中段中分化鳞癌，Ⅱb 期。

　　图 1062　食管中下段中分化鳞癌，Ⅲ 期。

　　图 1063　食管中下段中分化鳞癌，Ⅲ 期。